下肢静脈瘤は自分で治せる

足の血管のコブを退治する体操と生活

お茶の水血管外科クリニック院長
広川雅之 著

ビタミン文庫
マキノ出版

はじめに

私のクリニックには、さまざまな悩みを抱えた患者さんが来院されます。

「下肢《かし》静脈瘤《じょうみゃくりゅう》を長い間ほうっておいたけれど、悪化すると足を切断することになると聞いて、あわてて来ました」

「病院で診察を受けたら、『弾性《だんせい》ストッキングをはいておいてください』といわれただけだった」

「専門の医療機関をインターネットで探して受診したら、自費の手術をしつこくすすめられ困っています」

など、これらの患者さんに共通しているのは、「私はどうなってしまうのでしょうか」「私はどうすればいいのでしょうか」という不安があることです。

そこで、まず初めに、下肢静脈瘤に悩んでいる人に伝えたいのは、「下肢静脈瘤は怖い病気ではありません!」「あわてる必要はありません!　手遅れになる心配もありません!」ということです。

また、巷《ちまた》には、下肢静脈瘤について間違った情報が広がっています。よく聞くのが、「下肢静脈瘤があると、血栓《けっせん》（血管内にできる血液のかたまり）が脳や心臓に飛んで、脳梗塞《のうこうそく》（脳の血管がつまって起こる病気）や心筋梗塞《しんきんこうそく》（心臓の血管がつまって起こる病気）になったり、突然死したりする」「下肢静脈瘤を放置したら足を切断しなければならない」などです。

このように患者さんを不安にさせたり、間違った情報が広まったりしている背景には、医療機関で下肢静脈瘤という病気がきちんと診療されてこなかった過去があります。それは、以前、私が勤務医として病院にいたころに痛切に感じたことです。

もともと私は消化器外科が専門でしたが、たまたま心臓血管外科外来の手伝いをすることになりました。そこには、下肢静脈瘤の患者さんもたくさん訪れていました。しかし、心臓血管外科では、命にかかわる心臓の病気の治療で忙しく、下肢静脈瘤の患者さんは誰も診《み》たがりませんでした。そんなことから、自然に私が下肢静脈瘤の患者さんを診察することになったのです。

こうした状況は、私の勤めていた病院だけではなく、多くの医療機関でも同じでした。多くの患者さんが、せっかく受診しても「ほうっておけばいい」「弾性ストッキングをはいておけばいい」とだけいわれてきたのです。

多くの下肢静脈瘤の患者さんを診察するうちに、徐々にそれ以外の血管の病気にもかかわるようになり、２０００年に縁あって東京医科歯科大学血管外科に入局してからは、血管外科を専門としてきました。その後、特殊な局所麻酔（ＴＬＡ麻酔）によるストリッピング手術や血管内レーザー治療を手がけるようになり、２００５年には、日本で初めての血管外科クリニックである「お茶の水血管外科クリニック」を開業することとなったのです。

私が以前、診療を行っていた胃ガンや大腸ガンと、下肢静脈瘤が大きく違うのは、下肢静脈瘤は必ず治る病気だということです。正しい診断と治療を行えば、ガンと違い、進行していても治すことができます。必ず明るい出口が待っていて、患者さんの喜ぶ顔を見ることができるのです。

本書では、私が長年、下肢静脈瘤の治療に携《たずさ》わった経験から、下肢静脈瘤に効果的な体操やマッサージなどのセルフケアのやり方と、多くの患者さんを悩ませる弾性ストッキングの選び方やはき方をわかりやすく紹介してあります。また、医療機関で根本的に治したいと望む人のために、最新の治療法についても解説しました。さらに、「間違いだらけの専門医選び」として、下肢静脈瘤の専門医やよい医療機関の探し方を紹介しています。

安全・安心で満足できる治療を受けるためには、患者さん自身が正しい知識を持つことが大切です。本書を読んで正しい知識を身につけ、下肢静脈瘤は決して恐ろしい病気ではないということを知っていただければ、著者として望外の喜びです。

２０１５年３月

広川雅之《ひろかわまさゆき》

下肢静脈瘤は自分で治せる【目次】

第2章 下肢静脈瘤は自分で治せる

第4章 間違いだらけの専門医選び

装丁・本文デザイン＝はんぺんデザイン
写真＝平山法行
本文イラスト＝平山郁子
図版作成＝田栗克己

第1章

下肢静脈瘤は怖くない

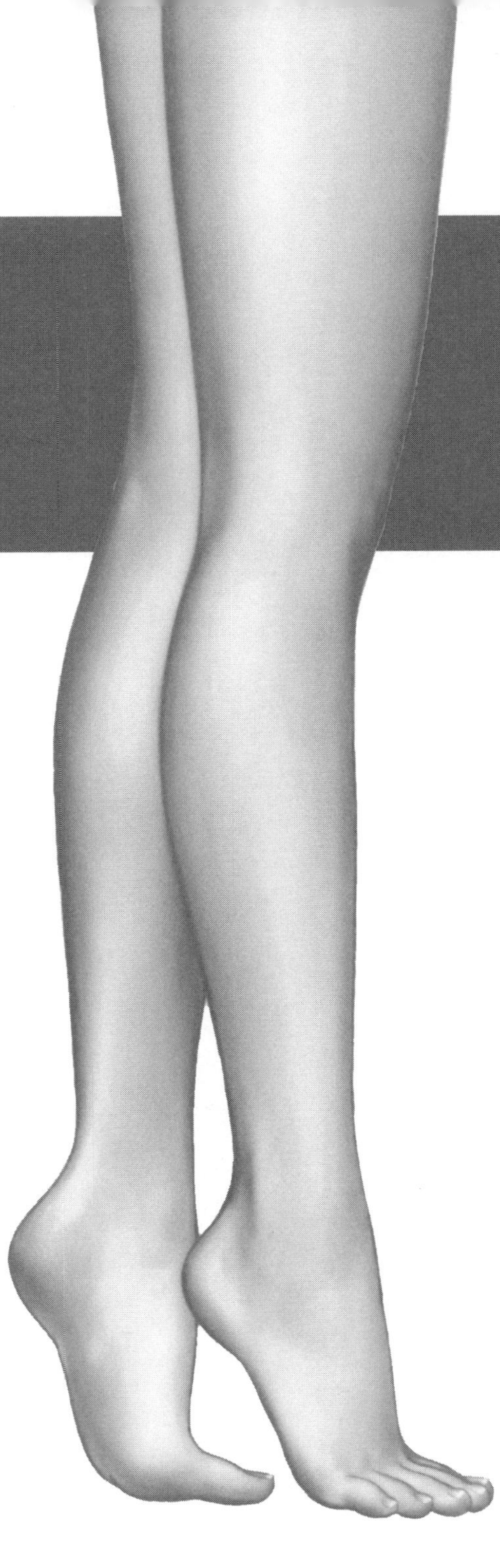

下肢静脈瘤とは

「ひざの裏やふくらはぎにボコボコしたコブができている」
「細い血管が赤紫色に透けて見えていて気になる」
「午後から夕方になると、足が重だるくなり、靴下のゴムの跡がつく」

これらは「下肢静脈瘤《かしじょうみやくりゆう》」という病気の症状です。足のコブは、立っているときに目立ち、寝たり、床に座って足を伸ばしていたりするときは目立たないのが特徴です。

いったい、下肢静脈瘤とはどんな病気なのでしょうか。

下肢静脈瘤の「瘤」とはコブのことで、文字どおり、足の静脈がふくれてコブのようになる病気です。血管が血液の圧力によって引き伸ばされ、コブのようになったり、血管が全体的に太くなってヘビのようにうねった状態になったりします。こうなると、「恥ずかしくてスカートがはけない」「プールや温泉などで足が出せない」など、ＱＯＬ（生活の質）が低下します。

進行すると、足のむくみや重だるさ、痛みなどが現れ、長時間の立ち仕事がつらくなります。さらに悪化すると皮膚炎が起こり、皮膚炎が悪化して潰瘍《かいよう》ができると、その部分が痛みます（くわ

年代別下肢静脈瘤の割合

年齢	下肢静脈瘤の割合
15～29歳	13%
30～49歳	55%
50～69歳	61%
70歳以上	75%
合計	43%(274 / 632)

(平井ら：脈管学28：415-420,1989)

しい症状については26ページを参照)。

そうした症状が現れると「自分だけなのではないか」と考える患者さんもいるようですが、決してめずらしい病気ではありません。日本人を対象にした調査では、15歳以上の人の約43%に下肢静脈瘤が認められています。2012年度の15歳以上の推計人口は1億1096万5000人ですので、下肢静脈瘤の患者さんは約4800万人いると推定されます。

患者数が多いわりに「知らなかった」という人も多いようですが、最近ではマスコミでもよく取り上げられるようになったため、「下肢静脈瘤」という名前が広く知られるようになりました。

この病気自体は昔から知られており、おそらく人類が樹上から下りて二足歩行を始めたころから存在したと考えられます。紀元前1500年ごろに古代エジプトで書かれたパピルスにも下肢静脈瘤のことが書かれています。また、紀元前400年ごろのギリシャの石像の足には、静脈瘤がハッキリと刻まれています。

下肢静脈瘤の原因

下肢静脈瘤はどうして起こるのでしょうか。それには、私たちの体をめぐる動脈《どうみゃく》と静脈がかかわってきます。

動脈は、心臓から直接出て、心臓から押し出された血液が通る血管です。ゴムホースのように弾力があり、心臓の鼓動に合わせて脈がふれます。手首を指で押さえると、ドクドクと脈がふれるのがわかるでしょう。これが動脈です。

静脈は、動脈とは反対に、心臓へ流れ込む血液が通る血管です。静脈の壁は薄く、動脈のような弾力はなくて、脈はふれません。動脈よりも皮膚の浅い部分を通り、手や足の甲の皮膚の表面から青く見え、太いものは浮き出ています。静脈の役割は、動脈で運ばれて体の隅々で使われ、

足の血管の特徴

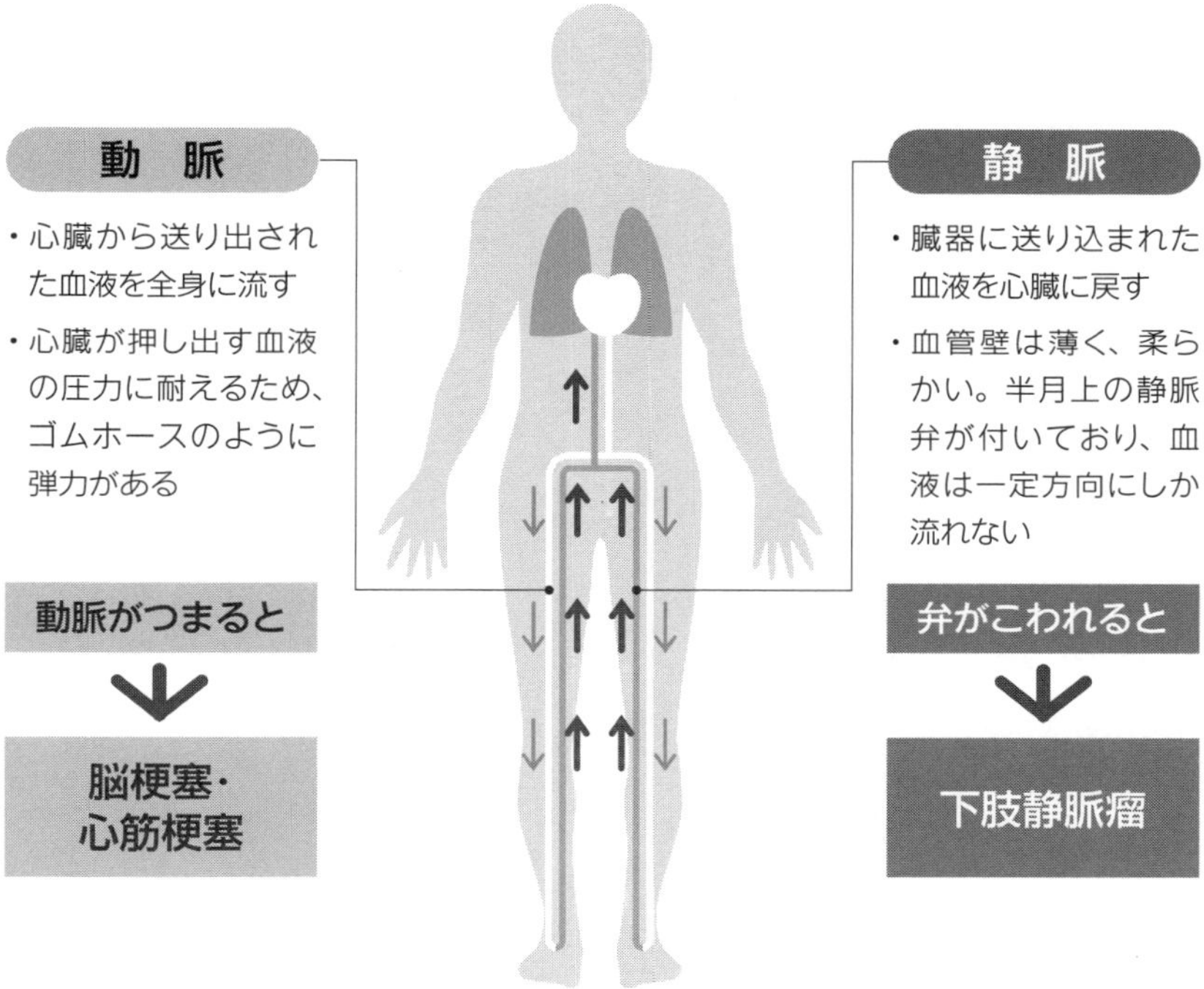
動　脈
・心臓から送り出された血液を全身に流す
・心臓が押し出す血液の圧力に耐えるため、ゴムホースのように弾力がある
動脈がつまると
脳梗塞・
心筋梗塞
静　脈
・臓器に送り込まれた血液を心臓に戻す
・血管壁は薄く、柔らかい。半月上の静脈弁が付いており、血液は一定方向にしか流れない
弁がこわれると
下肢静脈瘤

体内で不要になった老廃物《ろうはいぶつ》や二酸化炭素を含んだ血液を心臓に戻すことにあります。

川にたとえれば、上流が動脈で、下流が静脈です。上流の動脈は勢いよく流れてきますが、下流の静脈は流れもゆっくりです。流れの遅い静脈血が体の隅々から心臓に戻るとき、足の静脈血は心臓よりはるか下にあるため、重力に逆らって戻らなければなりません。それをスムーズにするのが、血液を心臓に戻す「静脈環流《じょうみゃくかんりゅう》」という働きで、次のような三つのシステムが備《そな》わっています。

❶筋ポンプ作用

歩いたり、しゃがんだりして足を動かすと、ふくらはぎの腓腹筋《ひふくきん》と、その下にあるヒラメ筋が収縮《しゅうしゅく》と弛緩《しかん》をくり返し、足の静脈を圧迫して、足の血液を心臓のほうに押し上げます。この働きを筋ポンプ作用といいます。最近、巷《ちまた》で話題になっている「ふくらはぎ健康法」も、この筋ポンプ作用と深い関係があります。

❷逆流防止弁の働き

静脈環流が筋ポンプ作用だけだと、重力に逆らって流れる足の静脈では、血液が逆流してしまいます。そのため静脈には、血液を逆流させないよう、逆流防止弁がついています。逆流防止弁は血管の内側にハの字型についている薄い膜で、血液が心臓に向かって流れるときだけ開き、通過するとピタッと閉じて、流れた血液が逆戻りしないような仕組みになっています。逆流防止弁は主に足の静脈にあり、この弁がなんらかの原因でこわれると、血液が逆流して下肢静脈瘤が起こります。

❸呼吸

動脈血は心臓の拍動によって勢いよく流れ出ますが、静脈を流れる血液にその力は及びません。

静脈環流の三つのシステム

1　筋ポンプ作用

足を動かすとふくらはぎの筋肉が収縮と弛緩をくり返し、足の静脈を圧迫して、血液を心臓に戻す

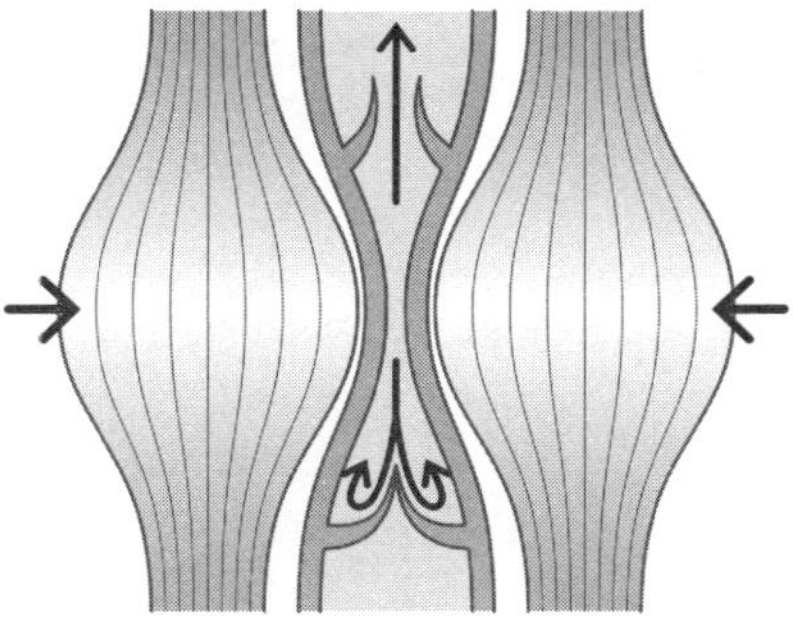

2　逆流防止弁の働き

血液が通過するときに弁が開き、通過すると閉じて逆流を防ぐ

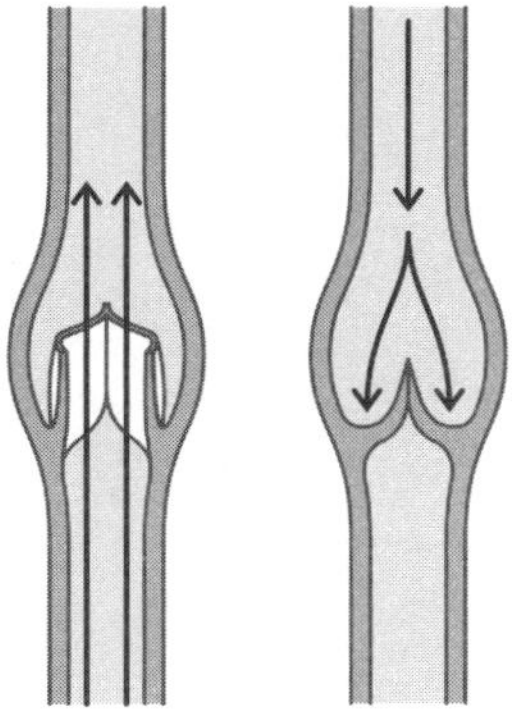

開いた弁　　閉じた弁

3　呼　吸

息を吸うことによって胸腔の内圧が下がり、血液が心臓に戻るのを助ける

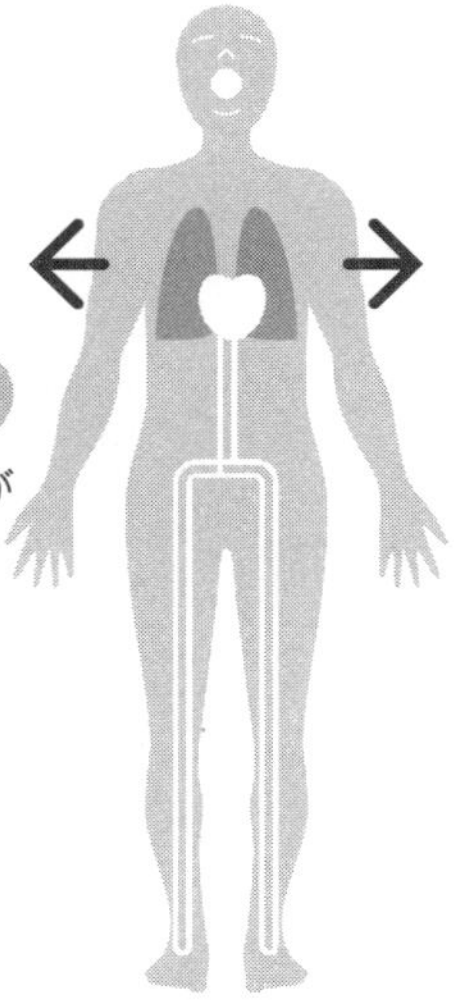

それに代わる働きをになうのが呼吸です。息を吸うことによって胸郭《きょうかく》（胸部の外郭を形成する骨格）が拡大され、胸部の内圧が下がることを利用して、静脈血が心臓に戻る働きを助けます。

このシステムのどれか一つがうまく機能しなくなっても、静脈環流に障害が起こり、足の血液が心臓に戻りにくくなって、足がむくんだり、だるくなったりします。この状態が長く続くと、下肢静脈瘤が起こったり、もともと下肢静脈瘤がある患者さんは悪化したりします。

足の静脈のしくみ

ここで、足の静脈のしくみについて簡単に説明しましょう。

足の静脈は、足の奥のほうを通る「深部《しんぶ》静脈《じょうみゃく》」と、表面を通る「表在《ひょうざい》静脈《じょうみゃく》」の二つに分けられます。

深部静脈は足の真ん中を幹線道路のように走る太い静脈で、表面からは見えません。足の血液の80～90％は深部静脈を流れています。

足の主な静脈

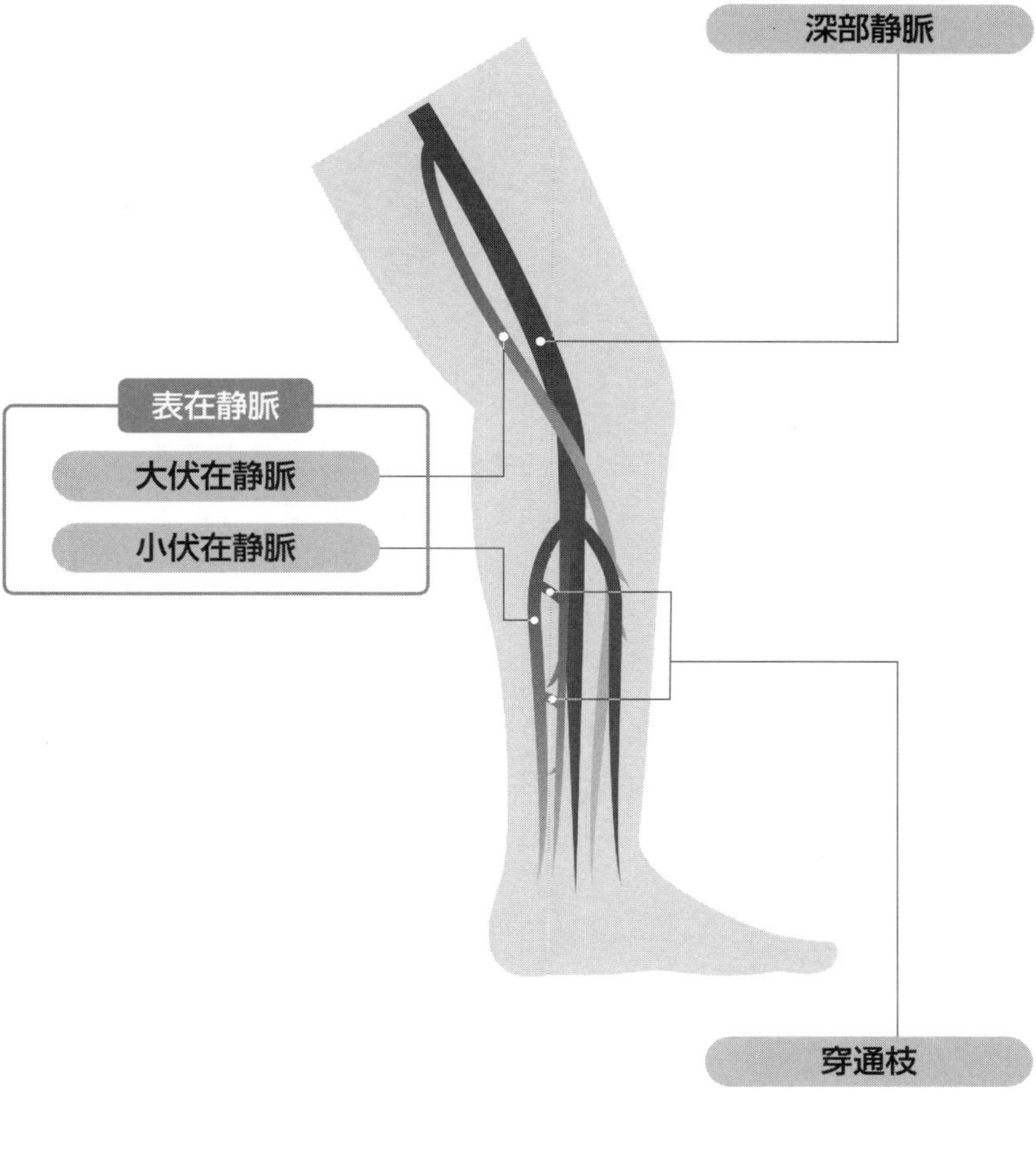

表在静脈には、「大伏在静脈《だいふくざいじょうみゃく》」と「小伏在静脈《しょうふくざいじょうみゃく》」があります。大伏在静脈は足首からふくらはぎと太ももの内側を通り、足のつけ根で深部静脈につながっています。小伏在静脈は足首からふくらはぎを通り、ひざの裏側から深部静脈につながっています。

深部静脈と表在静脈の間は「穿通枝《せんつうし》」という小さな静脈で結ばれており、血液は大伏在静脈、小伏在静脈や穿通枝から幹線道路である深部静脈に流れ込んで心臓に戻ります。

下肢静脈瘤とは、表在静脈の病気です。最も代表的なのが大伏在静脈や小伏在静脈の逆流防止弁がこわれた「伏在型静脈瘤《ふくざいがたじょうみゃくりゅう》」（くわしくは次頁を参照）です。足の血管がボコボコとふくらんだり、足のだるさやむくみなどの症状が起こったりするのは、大部分がこの伏在型静脈瘤です。

下肢静脈瘤には、それ以外にも「側枝型静脈瘤《そくしがたじょうみゃくりゅう》」「網目状静脈瘤《あみめじょうじょうみゃくりゅう》」「クモの巣状静脈瘤」などの軽症タイプがあります。

下肢静脈瘤の種類と特徴

次に、それぞれの静脈瘤の特徴を解説します。

伏在型静脈瘤

伏在静脈の逆流防止弁がこわれることによって起こる静脈瘤です。静脈の太さは4ミリ以上になり、ボコボコとふくらんで目立ちます。足の大きなコブに大量の血液がたまるため、足がだるくなったり、むくんだりする症状が起こります。うっ滞性皮膚炎や潰瘍《かいよう》（くわしくは32ページを参照）を起こすのもこのタイプです。進行すると手術が必要になることがあります。

伏在型静脈瘤には、大伏在静脈の弁がこわれる「大伏在静脈瘤《だいふくざいじょうみゃくりゅう》」と、小伏在静脈の弁がこわれる「小伏在静脈瘤《しょうふくざいじょうみゃくりゅう》」の2種類があります。大伏在静脈瘤は、足のつけ根の弁がこわれて血液が深部静脈から大伏在静脈に戻り（逆流）、連鎖的に下方の弁がこわれて起こります。大伏在静脈の走行に沿って、太ももからふくらはぎの内側にコブが目立ちます。小伏在静脈瘤は、ひざの裏の弁がこわれて大伏在静脈瘤と同じように下方の弁がこわれ、小伏在静脈の走行に沿って、ふくらはぎにコブが目立ちます。

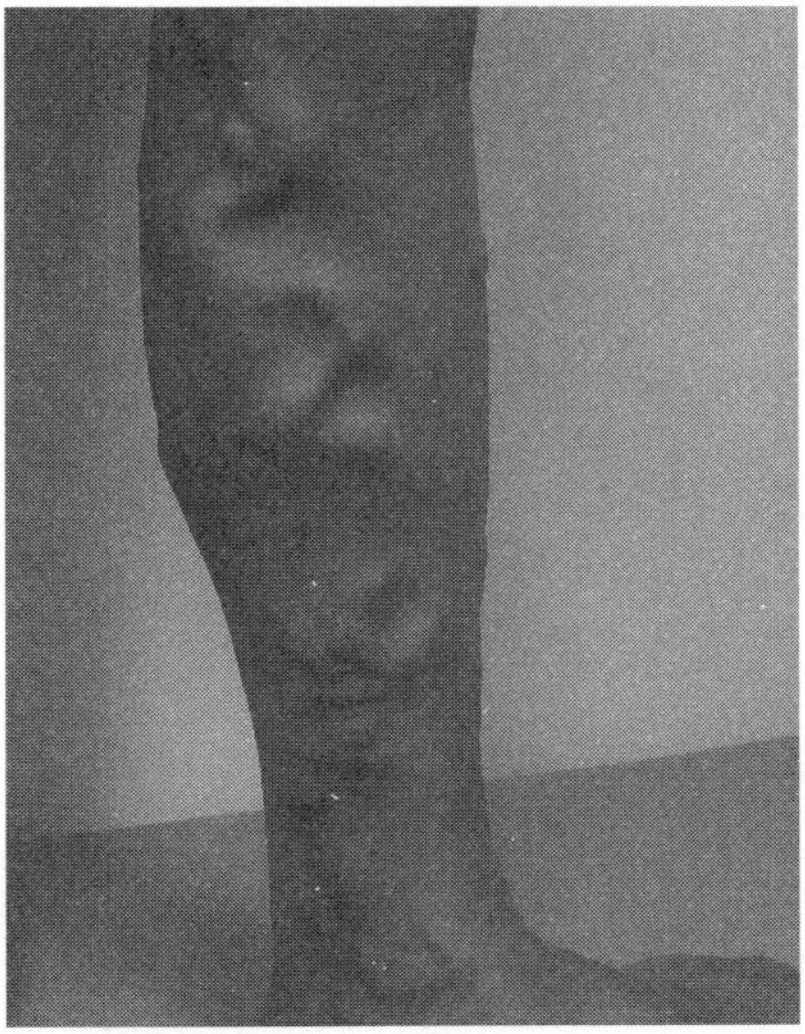
大伏在型静脈瘤

●軽症タイプの静脈瘤

軽症タイプの静脈瘤には、以下の4種類があります。

❶側枝型静脈瘤

伏在静脈から枝別れした静脈に起こる静脈瘤です。静脈の太さは2～3ミリで、コブは目立ちますが、自覚症状や皮膚炎を起こすことはあまりありません。硬化療法《こうかりょうほう》（くわしくは80ページを参照）という注射の治療を行います。

❷網目状静脈瘤

皮膚のすぐ下の小さな静脈の静脈瘤です。静脈の太さは1～2ミリで、静脈が青く網目のように見えますが、皮膚からコブが盛り上がることはなく、自覚症状はほとんどありません。

❸クモの巣状静脈瘤

軽症タイプの代表で、皮膚表面の毛細血管が拡張した静脈瘤です。静脈の太さは0・1ミリ程度で、赤い糸のような血管がクモの巣のように広がって見えます。網目状静脈瘤と同時に見られることが多く、やはり自覚症状はありません。このクモの巣状静脈瘤と網目状静脈瘤は、加齢とともにふえていきますが、進行して伏在型静脈瘤になることはありません。

軽症タイプの静脈瘤

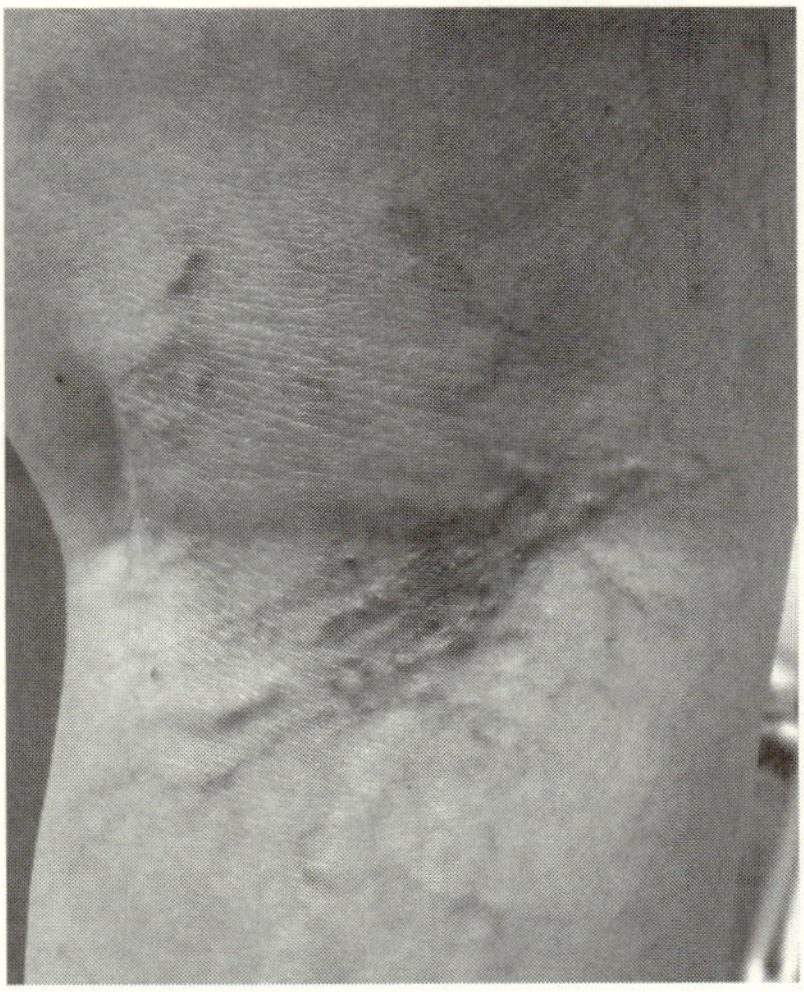

網目状静脈瘤

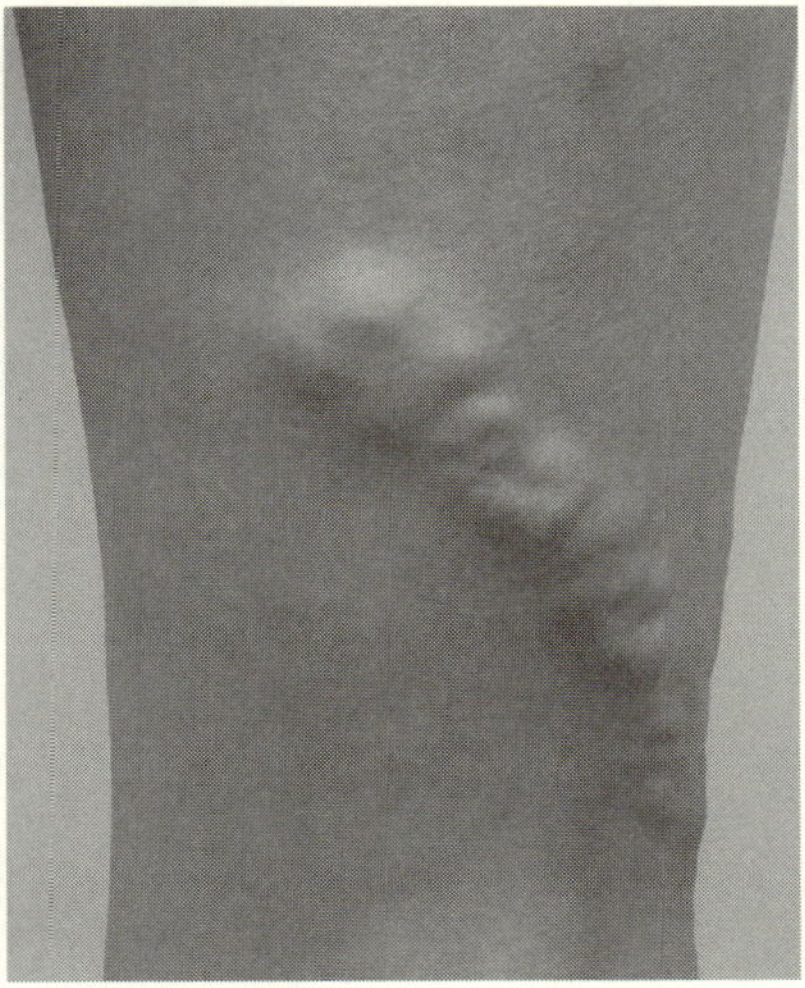

側枝型静脈瘤

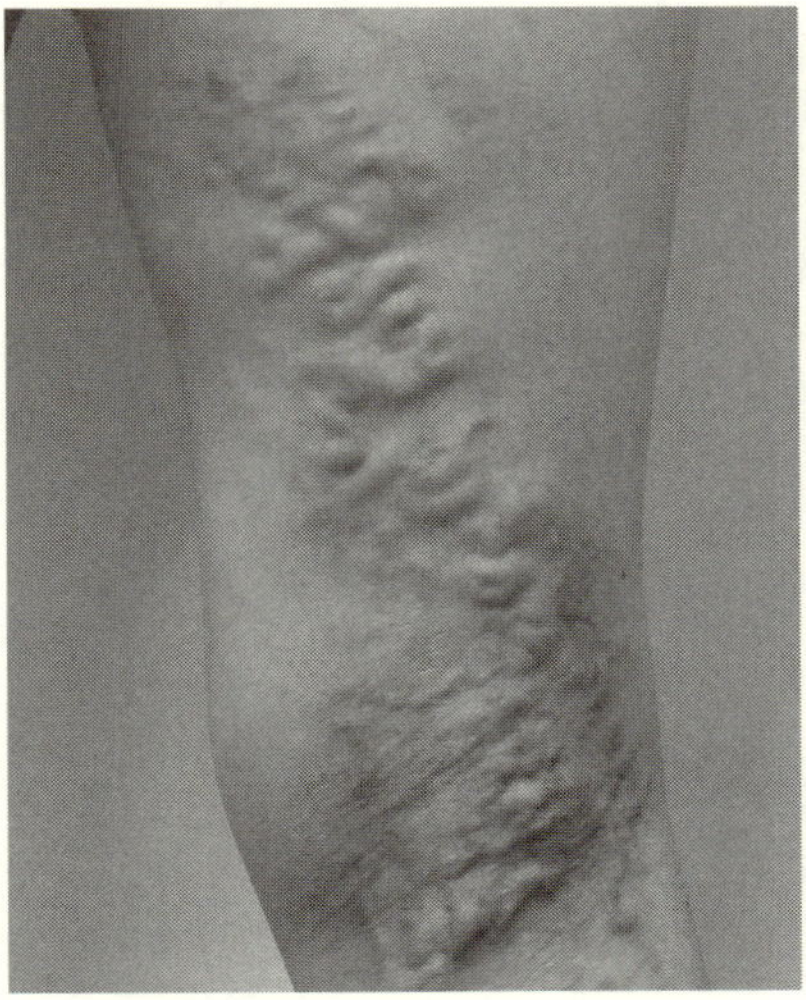

陰部静脈瘤

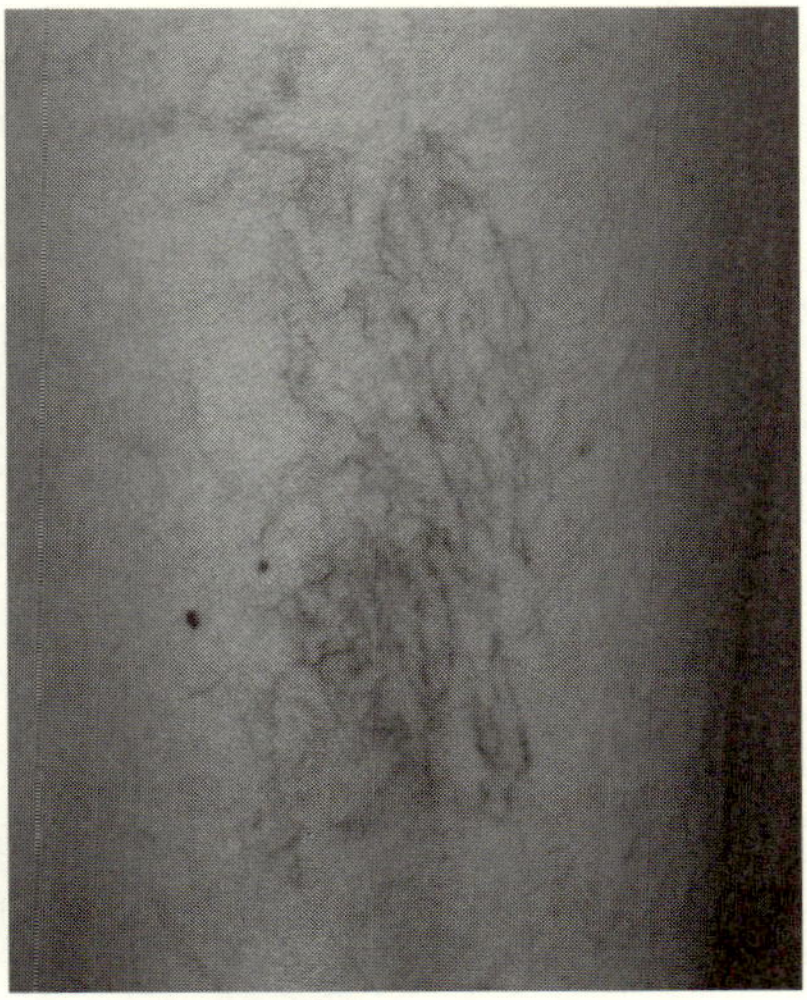

クモの巣状静脈瘤

❹陰部静脈瘤

陰部《いんぶ》静脈瘤《じょうみゃくりゅう》は女性の外陰部や内股、太ももの裏側に見られる静脈瘤で、タイプ的には側枝型静脈瘤に分類されます。妊娠・出産時に、卵巣《らんそう》のまわりの静脈瘤から起こり、その後、生理のたびに痛みや足のむくみなどの自覚症状が強く現れるのが特徴です。見た目がそれほど目立たないのに症状が強く、一般の医療機関では見逃されることが多いため、悩んでいる女性がおおぜいいます。伏在型静脈瘤と違い、重症となることはなく、閉経《へいけい》すると症状はなくなるか軽くなります。この場合も、硬化療法という注射の治療を行います。

自分の足を見てみよう

足がむくんだり、だるくなったりしている人、血管が浮いているが自分がどのタイプの下肢静脈瘤かわからない人は、自分の足を見てみましょう。意外と自分の足をじっくりと見たことはないはずです。その場合、次の順番で、自分の足をじっくり観察してみてください。

まず、短パンにはき替えます。立ってすぐのときは、コブが目立たないので、1～2分たってから鏡の前に立って、次の順番で見てみましょう。

❶太ももの内側
❷ふくらはぎの内側
❸太ももの裏側
❹ふくらはぎの裏側
❺足首のまわり

足全体が映る大きな鏡がなければ、手鏡を使って以上の部位を見てみましょう。これらの部位にコブが認められれば、下肢静脈瘤の可能性があります。

「足の状態なら、お風呂に入っているときにいつも見る」という人もいるかもしれませんが、下肢静脈瘤は、座って足を伸ばした状態では目立たないのでわかりません。必ず立った姿勢で観察してください。

下肢静脈瘤の症状

前項では、見た目で下肢静脈瘤があるかどうかをチェックしました。しかし、下肢静脈瘤は進行すると見た目が悪くなるだけではなく、さまざまな自覚症状が足に現れます。これは、足の静脈の逆流防止弁がこわれることによって血液の循環が悪くなり、足に老廃物がたまったり、炎症が起こったりするためです。

典型的なのが、足のむくみ（浮腫《ふしゅ》）や重だるさ、こむら返り、痛み、皮膚炎などです。具体的に説明しましょう。

●足のむくみ（浮腫）

足がむくんでいるかどうかは、簡単なセルフチェックでわかります。足のすねの骨の上を5〜10秒指で強く押して、指を離してもへこんだまま戻らなければ、それがむくみです。それ以外にも、「職場を出るころになると、ブーツがはきにくい」「夕方になると靴下の跡がつく」などもむくみの症状です。

下肢静脈瘤によるむくみは、主に午後から夜にかけて起こります。朝起きたときや午前中は、なんともないか、あまりむくみを感じません。ですから、先ほどのセルフチェックは午後から夕方に行ってください。また、両足が同時にむくむことは少なく、どちらか片方の足がむくむか、むくみ方に左右差があります。

気をつけなければいけないのは、足のむくみがあるからといって下肢静脈瘤とは限らないということです。

足のむくみは、加齢、生活習慣、体質、内科的疾患《しっかん》など、さまざまな原因で起こります。その多くは生理的な原因で、とくに女性、立ち仕事の人や70歳以上のお年寄りに多く起こります。両足が同じようにむくむこと、長い時間をかけて徐々に起こることが特徴です。

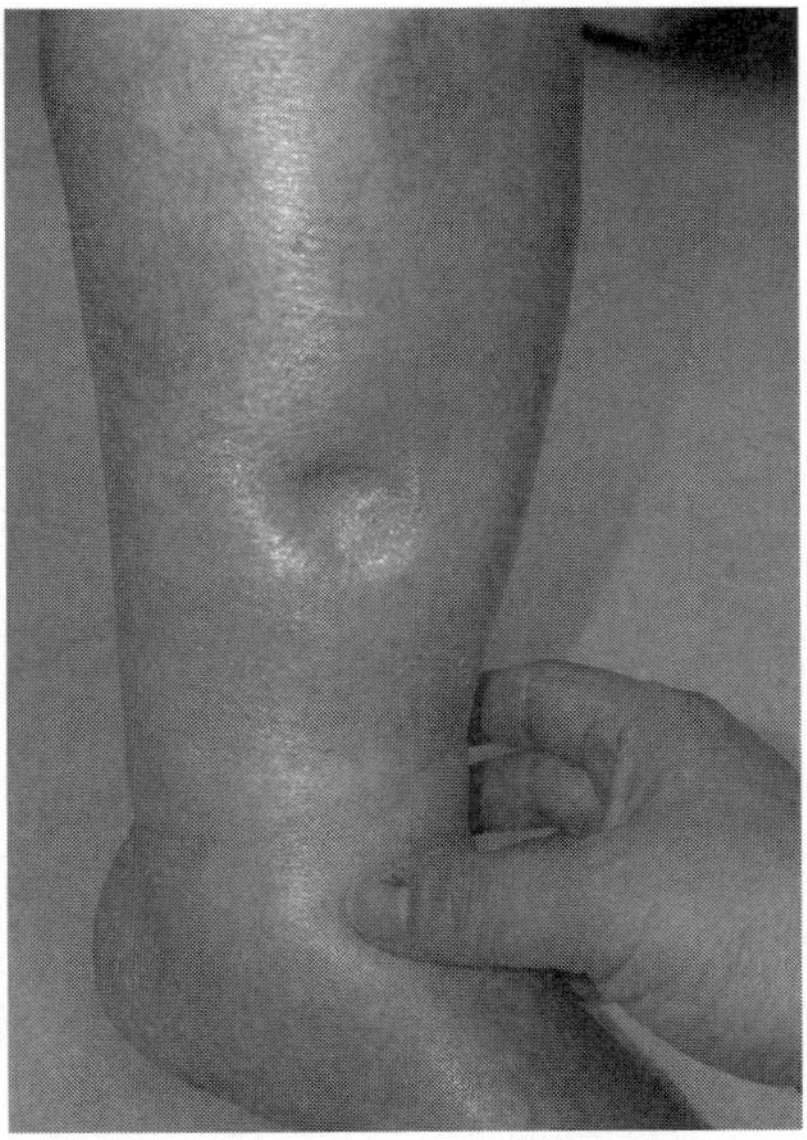

足のむくみのチェック。指を離してもへこんだままならむくんでいる証拠

また、一般的に足がむくんでいると、リンパ浮腫といわれることが多いのですが、実際は純粋なリンパ浮腫は非常に少なく、むくみの多くは生理的なものか静脈還流障害によるものです。

内科的疾患によるむくみには、貧血、甲状腺疾患《こうじょうせん》、腎不全《じんふぜん》、心不全や肝硬変《かんこうへん》によるものなどがあります。とくに心不全や腎不全を心配される人が多いのですが、実際はむくみの原因であることはあまり多くありません。これらの病気でむくむ場合は、足以外にも手や顔がむくんだり、息切れや動悸《どうき》などの症状を伴《ともな》います。

いずれにせよ、最近になって急にむくむようになったり、むくみがひどくなったりした人は、何かしらの病気である可能性がありますので、早めに医療機関を受診してください。

●足の重だるさ・疲れ

足、とくにふくらはぎが疲れ、重だるい感じがして、もんだりたたいたりしたくなる症状です。「重痛《おもいた》い」と表現する人もいます。

この症状もさまざまな原因で起こりますが、下肢静脈瘤の場合は、午後から夜に起こり、朝はスッキリと症状がなくなるか、軽くなっています。また、むくみと同様にどちらか片方の足だけが重だるくなるか、重だるさに左右差があります。

下肢静脈瘤で特徴的なのは、長時間立っていたり、座っているときに起こることです。歩いているときにふくらはぎがだるくなるのは、「間歇性跛行《かんけつせいはこう》」といいます。

間歇性跛行は、歩いているとふくらはぎが徐々に重だるくなり、最後は痛みのため歩けなくなります。しばらく休んでいると痛みはらくになり、再び歩けるようになりますが、歩き出すとまた痛くなることをくり返します。

この症状は、下肢静脈瘤で起こることもありますが、ほとんどの場合は、脊柱管狭窄症《せきちゅうかんきょうさくしょう》という病気によって起こります。脊柱管狭窄症は、神経を囲む首から腰の骨が狭くなって、神経を圧迫する病気です。脊柱管狭窄症による場合は、腰を曲げて前かがみになるとらくになる、足の裏に「砂利を踏んでいるような感じ」「紙が1枚はさまっている感じ」がするのが特徴です。歩けなくならなくても腰をかがめて歩く人、歩く速度がゆっくりの人は注意が必要です。以上のような症状があるお年寄りは、まず整形外科を受診してください。

●こむら返り

足の筋肉が突然強い痛みとともに硬くなる症状で、筋肉のけいれんによって起こり、「足のつり」ともいわれます。「こむら」とは、ふくらはぎのことで、主にふくらはぎの腓腹筋に起こりますが、足の指や太ももの筋肉に起こることもあります。

下肢静脈瘤では、明け方にふとんの中で起こることが最も多く、下肢静脈瘤が比較的軽いころによく起こり、病状の進行とともに起こらなくなります。そのため、医療機関を受診するころにはおさまっているので、「以前はよく足がつったけど、いまはあまりつらない」という人がほとんどです。

こむら返りは、下肢静脈瘤以外にも、お年寄りや前述の脊柱管狭窄症の人にもよく起こります。基本的に、こむら返りは下肢静脈瘤のある足だけに起こるので、両足に起こる人や足にしびれのある人は、下肢静脈瘤以外の原因が考えられます。

●足の痛み

足の痛みを訴えて当クリニックを受診される患者さんはおおぜいおられますが、実は、下肢静脈瘤の場合、足の痛みを感じることはあまりありません。

下肢静脈瘤の痛みは、「ピリピリする」「チクチクする」、あるいは前述のふくらはぎの重痛い感じなど、あまり強い痛みではなく、長時間痛み続けることもありません。また、ほかの症状と同じように、長時間立ったり座ったりしたときに起こり、足を動かしたときに痛むことはあまりありません。

実際には、足の痛みは下肢静脈瘤以外の原因のことが多く、代表的なのは「変形性膝関節症《へんけいせいしつかんせつしょう》」による痛みです。変形性膝関節症は、中年以降の女性に多く、ひざの軟骨《なんこつ》がすりへって、関節の骨同士が直接当たることによって痛みます。よくお年寄りが関節に水がたまって抜いたというのは、この病気によるものです。初期は、ひざが曲げにくく正座ができなくなり、その後痛むよう

足の痛みを訴える病気

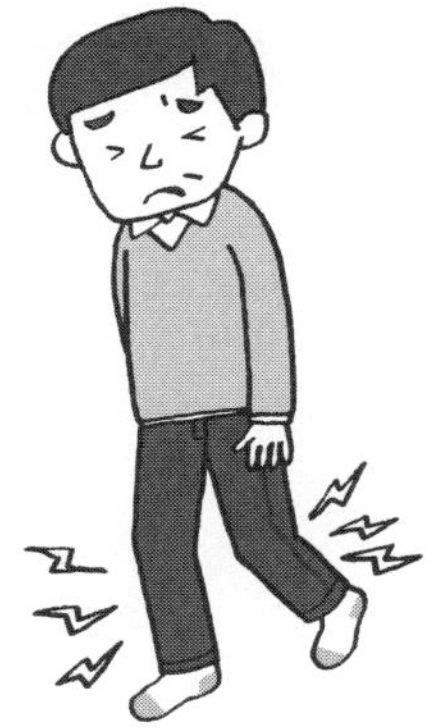

歩くときに痛む
「脊柱管狭窄症」
「閉塞性動脈硬化症」

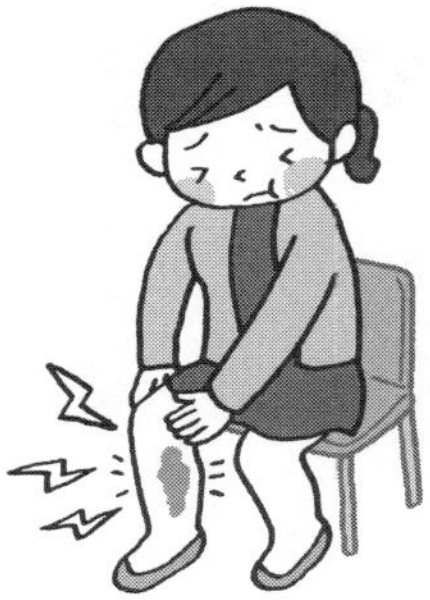

下肢静脈瘤が急に痛む
「血栓性静脈炎」

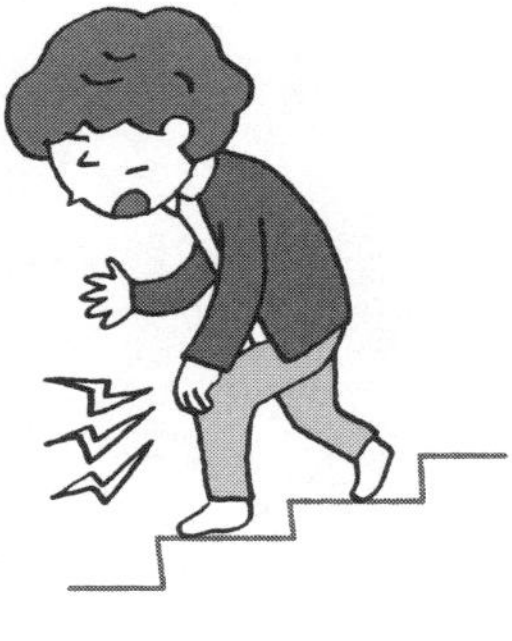

階段を下りるときに痛む
「変形性膝関節症」

になります。変形性膝関節症による痛みは、ひざを曲げたときや階段を下りるときに起こります。

それ以外に、朝ベッドから出て2～3歩歩いたときの土踏まずのあたりの痛みは、足底腱膜炎《そくていけんまくえん》によって起こり、歩いたときのふくらはぎの痛みは、前述の脊柱管狭窄症や閉塞性動脈硬化症《へいそくせいどうみゃくこうかしょう》によって起こります。

まれに、以前からあった下肢静脈瘤が急に腫《は》れて、赤くなり、強く痛む場合があります。この場合は、血栓性静脈炎《けっせんせいじょうみゃくえん》が疑われます。これは、静脈瘤の中に血液のかたまり（血栓）ができ、炎症が起こって発症します。強く痛むので医療機関を受診すると、細菌感染による蜂窩織《ほうかしき》炎《えん》と間違われて、抗生物質による治療をされることが多いのですが、治療をしなくても、5～10日で自然に炎症はおさまり、痛みはなくなります。その後は、血栓がしこりとして残りますが、半年から1年で自然に吸収されてなくなります。この場合の血栓は、表面の静脈にできたものなので、みなさんが心配されている深部静脈の血栓とは違い、肺に飛んだりはしません。

●皮膚炎・潰瘍

下肢静脈瘤が進行すると皮膚炎が起こります。よく足に色がつくとか黒くなるといわれているのが皮膚炎です。これは、下肢静脈瘤によって血流が悪くなり、足の静脈の中に血液が長時間たまること(うっ滞《たい》)によって起こるため、「うっ滞性皮膚炎」といわれています。

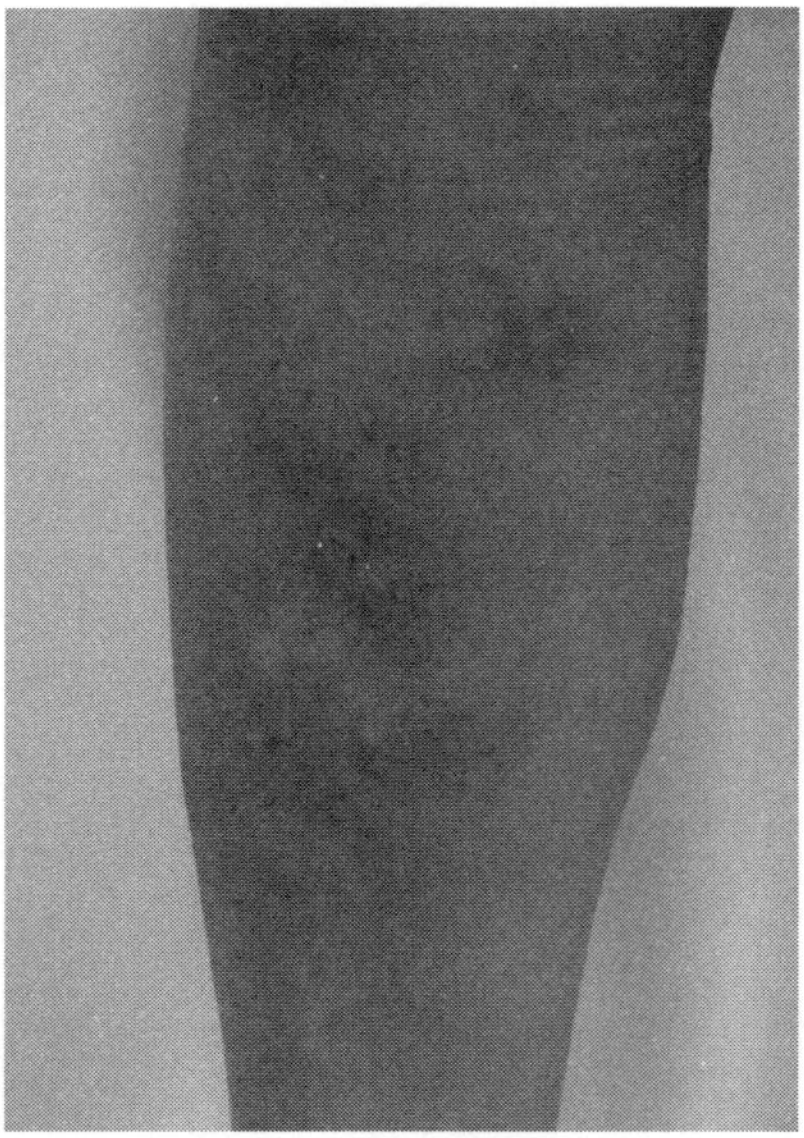

湿疹タイプのうっ帯性皮膚炎

うっ滞性皮膚炎には大きく分けて二つのタイプがあります。一つは湿疹《しっしん》タイプ、もう一つは脂肪皮膚硬化症《しぼうひふこうかしょう》タイプです。

湿疹は皮膚の表面がザラザラして、

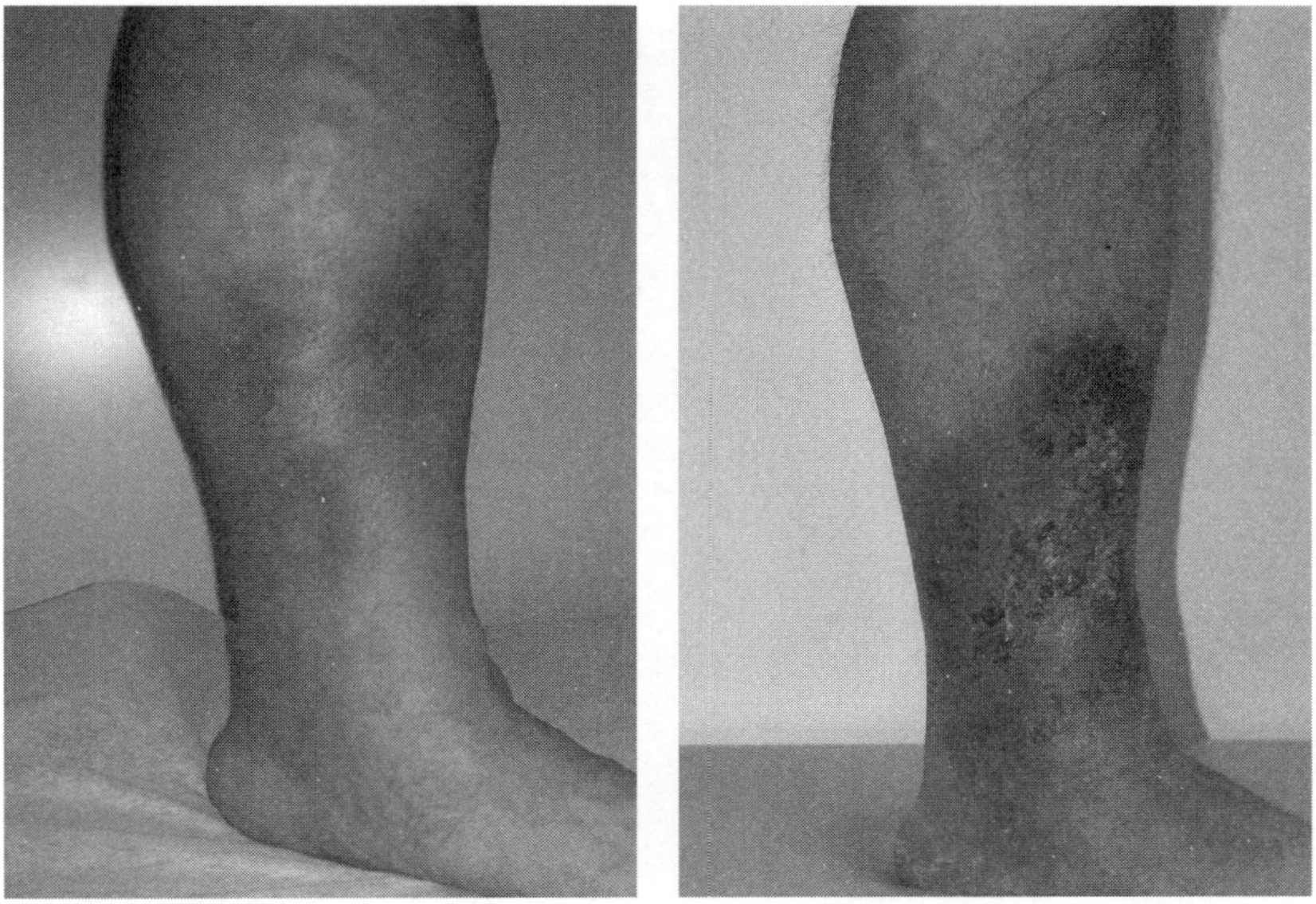

脂肪皮膚硬化症を起こした足（左）と進行してうっ滞性潰瘍になった足（右）

かゆみを伴います。茶色い色がつく場合もあります。原因は、血液のうっ滞によって皮膚表面の角化《かくか》細胞《さいぼう》が障害され、皮膚のバリア機能がこわれるためです。よく「かいていたらザラザラになった、色がついた」といわれる人がいますが、湿疹ができたのはかいたためではなく、皮膚炎が起こったためにかゆくなったのです。

脂肪皮膚硬化症は、うっ滞性皮膚炎の重症型で、静脈のまわりの脂肪組織に炎症が起こり硬くなったものです。初めは血栓性静脈炎と同じように赤くなって腫れ、痛みを伴いますが、血栓によるしこりはふれません。炎症がおさまると茶色く硬くなり、それをくり返して、しだいに真っ黒になります。こうなると表面の皮膚も硬くなり、足首のあたりが締めつけられたように細くなって、「逆シャンパンボトル型」と呼ばれる形になります。

脂肪皮膚硬化症になって何年も経過すると、かきこわしたり、ケガなどをきっかけに皮膚の傷が治らなくなったりして「うっ帯性潰瘍」になります。うっ滞性潰瘍は、最も重症となった下肢静脈瘤で、痛みを伴い、細菌感染を起こしたり、まれに出血したりします。こうなると日常生活に支障をきたし、入院が必要になることもあります。

しかし、主婦や一般的な職業の人がここまで悪化することはめったになく、通常は調理師や美容師など、長時間の立ち仕事に長い間従事している人がほとんどです。また、うっ滞性潰瘍から足の切断に至ることを心配される人がいますが、下肢静脈瘤による潰瘍は、糖尿病や閉塞性動脈《へいそくせいどうみゃく》硬化症《こうかしょう》の壊疽《えそ》と違い、足の切断に至ることはありません。

以上が下肢静脈瘤によくある症状です。以下に、簡単なチェックリストを紹介します。当てはまる項目が2個以上あるなら、下肢静脈瘤の可能性があります。さほど自覚症状が強くない人は第2章で紹介するセルフケアを実践し、当てはまる項目が4個以上の人は下肢静脈瘤の治療を行っている血管外科を受診してください。

【下肢静脈瘤のセルフチェック】

□夕方になると足が重い、だるい、疲れやすい
□足にむくみがある（夕方になると靴下のゴムなどの跡がついている）
□寝ているとき、足がよくつる
□足首やふくらはぎの血管が浮き出て、ボコボコしている
□クモの巣のように細かい血管が見える
□ふくらはぎや足がほてる、熱く感じる
□足に湿疹やかゆみがある
□足の皮膚が茶褐色になっている
□足の皮膚が硬くなっている
□近親者に下肢静脈瘤の人がいる

どんな人が下肢静脈瘤になりやすいのか

下肢静脈瘤には、なりやすい人とそうでない人がいます。どんな人がなりやすいのか、次にあげてみました。

❶立ち仕事の人

下肢静脈瘤になりやすい、あるいは悪化する人には、共通した環境因子があります。それは「立ち仕事」です。具体的には、狭い厨房やカウンターなどで料理を作る調理師や寿司職人、スーパーのレジ係、美容師や理容師、警備員などです。立ちっぱなしで足を動かさないので、足の筋ポンプ作用が働かず、重力によって静脈の圧力が高い状態が長時間続き、静脈瘤ができやすくなるのです。

立ち仕事が悪いというと、よく「お料理が好きで一日中台所にいるから静脈瘤になった」という主婦がおられます。「家事はらく」というわけではありませんが、職業としての立ち仕事ほど静脈瘤になりやすくはありません。疲れたら適宜《てきぎ》休みがとれるのと、調理師ほどは長い時間立っていないからだと思います。しかし、主婦でも、「最近、介護が始まった」という人は静脈瘤が急に悪化する場合が多く、これは立ちっぱなしの時間が長くなるためだと思われます。

同じ立ち仕事でも、広い倉庫や工場を動き回っている人は、歩いているので筋ポンプ作用が働き、静脈環流が促《うなが》されますから、同じ場所に立ちっぱなしの職業の人よりも静脈瘤になりにくいといえます。立ちっぱなしだけでなく、パソコン作業をするようなデスクワークでの座りっぱなしの仕事も、筋ポンプ作用が働かないので下肢静脈瘤になりやすくなります。

❷親や兄弟姉妹に下肢静脈瘤の人がいる

下肢静脈瘤は遺伝する傾向があります。どの遺伝子が関与しているかは明らかになっていませんが、両親とも下肢静脈瘤があると90％、片親だけでは25～62％、両親とも下肢静脈瘤でない場合は20％の割合で発症するといわれています。

「自分の親きょうだいには下肢静脈瘤がない」といわれる人もいますが、おそらく大人になってから親きょうだいの足を見たことがないのではないでしょうか。前述の方法で、親きょうだいの足をじっくりと見てみると、意外と静脈瘤のある場合が多いと思います。

❸中高年者

「若いころには、こんなコブなかったのに」という中高年者はたくさんいます。

下肢静脈瘤は加齢とともにできやすくなります。年をとると静脈の逆流防止弁の数がへったり、弁がこわれたりします。また、筋肉の量もへるため、ふくらはぎの筋ポンプ作用が弱くなり、発症しやすくなるからです。

また、静脈瘤はいったん発症すると自然には治らないので、年齢が高くなるほど静脈瘤になっている人の割合は高くなります。さらに最近では、生活の西洋化によりイスの生活になったため、高齢になると長時間イスに座って過ごすことが多くなりますから、これも悪化要因の一つとなっています。

❹妊娠・出産の経験者

妊娠するとホルモンの影響により静脈が軟らかく太くなり、逆流防止弁がうまく閉じなくなったり、胎児《たいじ》によっておなかの中の静脈が圧迫されて血液が心臓に戻りにくくなったりして、下肢静脈瘤が発症しやすくなります。伏在型静脈瘤の2人に1人が妊娠・出産を契機に発症しているというデータもあります。また、妊娠・出産をくり返すたびに、静脈瘤は悪化していきます。

❺女性

男性よりも女性のほうが下肢静脈瘤になりやすいということはハッキリしていて、男性の約1・2〜2・8倍も多く、30歳以上の女性の実に62%もの人に静脈瘤が認められたという報告もあります。女性には妊娠・出産があることと、男性に比べて筋力が弱く、筋ポンプ作用が働きにくいためと考えられています。

下肢静脈瘤になりやすい人

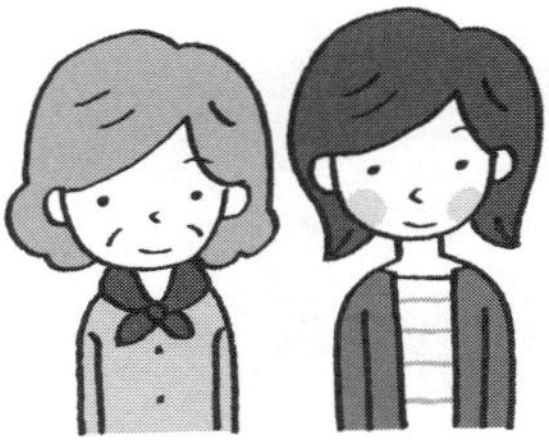

❷親や兄弟姉妹に
下肢静脈瘤の人がいる

❶立ち仕事の人

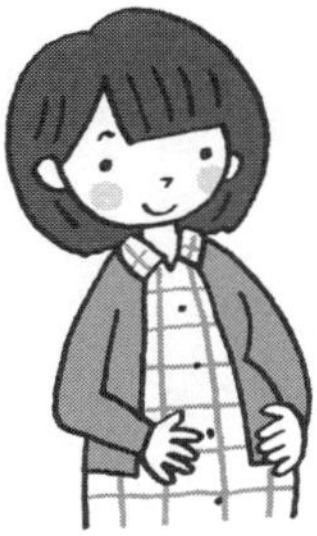

❹妊娠・出産の経験者

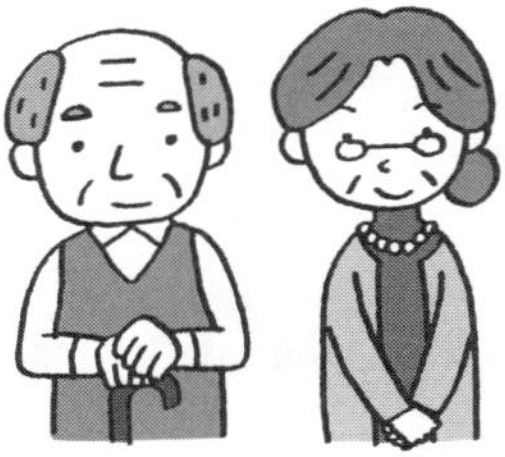

❸中高年者

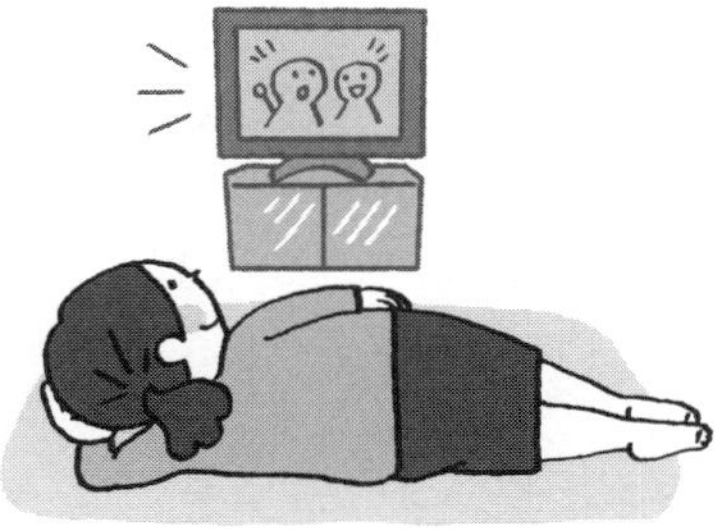

❻運動不足・肥満の人

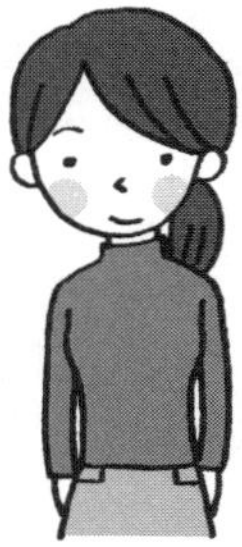

❺女性

❻運動不足・肥満の人

運動不足だと、足の静脈の流れが滞《とどこお》るだけでなく、筋力も衰《おとろ》え、ふくらはぎの筋ポンプ作用の働きが悪くなります。その結果、下肢静脈瘤が起こりやすくなります。

肥満は下肢静脈瘤の弱い危険因子といわれ、男性より女性のほうに関連性が強く、女性ではBMI（肥満指数）が30以上の場合、下肢静脈瘤の人が多いといわれています。

以上、下肢静脈瘤になりやすい人をタイプ別にあげましたが、ここで下肢静脈瘤になりやすいと誤解されている事柄にもふれておきましょう。

外来で、「健康診断でコレステロール値が高いといわれましたが、血液がドロドロだと下肢静脈瘤になりやすいのでしょうか」と心配する人がいます。しかし、ドロドロ血液と下肢静脈瘤は関係がありません。

血管をコップに、血液を水にたとえると、下肢静脈瘤はコップ（血管）の病気なので、中に入る水（血液）が、ドロドロでもサラサラでも関係ないのです。

また、いま話題のメタボリックシンドローム（内臓脂肪型肥満に高血糖・高血圧・脂質異常症のうち二つ以上を合併した状態）と関連するコレステロール値や血糖値が高いことは、下肢静脈瘤の危険因子ではありません喫煙との因果関係もありません。が、これらは、動脈硬化と大いに関係があります。動脈硬化は、脳の血管がつまる脳梗塞《のうこうそく》、心臓の血管がつまる心筋梗塞《しんきんこうそく》や閉塞性動脈硬化症の原因です。健康で長生きをしたければ、下肢静脈瘤とは関係なく、今日からタバコはキッパリやめることをおすすめします。

下肢静脈瘤はほうっておけばいい？

「前々から足のボコボコが気になっていたけど、母親も同じだったから……」「足の重だるさがあっても立ち仕事だからしようがないと思って……」――こうした症状を放置していた人たちが初めて医師に相談するのは、多くは健康診断や持病で内科にかかったときです。

「そうそう先生、前から足にこんなものがあるのですが、大丈夫ですか？」

こうした相談を受けた医師の多くは「これはほうっておいても大丈夫」と答え、ほとんどの場合、そこで話は立ち消えてしまいます。「見た目が気になるんです」「午後になると足がむくんで、だるくなるんですが……」と、さらに訴えると、「弾性《だんせい》ストッキング（くわしくは67ページを参照）をはいておきなさい」といわれて話は終わりです。

一般の医師の対応はおおむねこのようなもので、患者さんはいわれるがままに病院の売店やドラッグストアで弾性ストッキングを買ってはいてみますが、いったいいつまではいていればよいのかもわからないうえに、かぶれてしまったりします。もともとなんの症状もない人の場合、弾性ストッキングをはいても何も変わりません。

そのうちにはくのがめんどうになったり、破れたのをきっかけにはかなくなったりします。患者さんには、医師の指示を守れなかったという後ろめたさだけが残り、本当に悪化したときに医療機関を受診するのが遅れてしまいます。

ガンや糖尿病、高血圧などは放置すると命にかかわるので、診断がついた時点で専門医を紹介したり、適切な検査や治療を受けるようにすすめられたりします。ところが、下肢静脈瘤は命にかかわらない病気であることは知られているものの、どのようなときに治療が必要なのか、どのような治療をするべきなのかをよく知らない医師がまだまだ多いため、一般の医療現場では放置されやすいのです。そのため、正しい診断や治療にたどり着くまでに回り道しやすいのが実状です。

一方、患者さんの側はどうでしょうか。

前述したように下肢静脈瘤は見た目が悪くなったり、だるさやむくみはあったりしますが、あまり強い症状はないため、多くの患者さんは「なんとなく気になっている」だけか、自分自身では気づいておらず家族に指摘されて気づいたような場合がほとんどです。

実は、私たちの外来を受診される患者さんの多くは、「不安」が最大の受診理由です。不安にもいろいろな不安があります。「自分の静脈瘤がどのような状態かわからない」「ほうっておいて大丈夫なのか」……そのなかでも患者さんが抱える最大の不安は「血栓」です。

「血栓が飛んで死ぬ」は間違い

「静脈瘤があると血栓が飛んで、脳梗塞や心筋梗塞を起こすのでは…、突然死するのでは…」と、手術を希望する人がおおぜいおられます。

しかし、これは大きな誤解です。下肢静脈瘤であるから、あるいは下肢静脈瘤が進行したから血栓ができるわけではありません。したがって、血栓ができるのを予防するために下肢静脈瘤を治療（手術）する必要はまったくありません。

そもそも「血栓」とは、「深部《しんぶ》静脈《じょうみゃく》血栓症《けっせんしょう》」という病気のことです。これは、足の深部静脈（くわしくは18ページを参照）の中で血液が固まる病気です。固まった血液を血栓といい、血栓が血液の流れに乗って移動すると、心臓を通り抜けて肺の血管につまり、呼吸困難や胸痛などの症状を起こします。重症の場合は突然死する場合もあります。この状態を「肺血栓塞栓症《はいけつせんそくせんしょう》」と呼びます。一般には、「エコノミークラス症候群《しょうこうぐん》」と呼ばれ、最近テレビや新聞などでしばしば取り上げられるので、この病名を聞いたことがある人も多いと思います。

エコノミークラス症候群という病名は、この病気が初めは飛行機のエコノミークラスに乗っていた乗客に多く起こるということで注目されたため、つけられました。しかし、この病気はエコノミークラスだけではなく、ほかのクラスの乗客にも起こり、さらに、入院患者や地震のあとに避難している人にも起こることがわかってきました。

実は、エコノミークラス症候群を起こすのは入院中の患者さんが最も多く、そのため日本では予防のためのガイドラインが作られています。その中で、下肢静脈瘤は「弱い危険因子」とされています。また、「下肢静脈瘤のある人は、エコノミークラス症候群を起こす割合が少し高かった」という海外での調査結果が報告されたことがあります。これらのことから、下肢静脈瘤をほうっておくと血栓ができやすい、あるいは血栓が飛んで危ないという話になったと考えられます。

しかし、そもそもエコノミークラス症候群が起こる頻度《ひんど》はそれほど高くなく、手術後や飛行機に長時間乗ったときなど、同じ姿勢が長時間続くという特殊な状況に置かれないと起こりません。また、下肢静脈瘤を治療すると、合併症としてエコノミークラス症候群が起こることがあり、エコノミークラス症候群を予防するために治療を行うというのでは本末転倒《ほんまつてんとう》になってしまいます。

つまり、普通に生活していれば、下肢静脈瘤のために血栓ができるのを心配する必要はなく、血栓を予防するために症状もない下肢静脈瘤に治療を行う必要はないのです。

また、「下肢静脈瘤を放置すると、潰瘍になって足の切断になってしまう」と心配して来院される人もいます。一部のマスコミや医療機関がこのような間違った情報を流しているのが原因ですが、実際は下肢静脈瘤から足の切断になることはありません。確かに潰瘍は、皮膚が一部壊死《えし》して治りにくくなった状態ですが、下肢静脈瘤をきちんと治療すれば必ず治りますので、心配はありません。

下肢静脈瘤は怖くない

下肢静脈瘤は良性の病気で、どんなに悪化しても治療すれば治ります。いくら足のコブが大きくなっても、静脈瘤が破裂することはありません。もちろん、血栓の心配はなく、全身への影響もありません。あわてて病院にかけ込む必要はまったくないのです。

さほど自覚症状が強くない軽症の人は、第2章で紹介するゴキブリ体操などのセルフケアでもじゅうぶんによくなります。「症状がつらいので早く治したい」という人は、専門の医療機関を受診して、第3章で解説するような治療を検討してください。

本来、下肢静脈瘤はそれほど怖い病気ではないのに、いたずらに不安をあおって、高額な手術をすすめる美容外科系のクリニックなどがあることにも注意が必要です（くわしくは118ページを参照）。

失敗しない専門医のかかり方については、第4章でくわしく解説しますので、専門の医療機関の受診を考える人は、そちらを参考にしてください。

第2章

下肢静脈瘤は自分で治せる

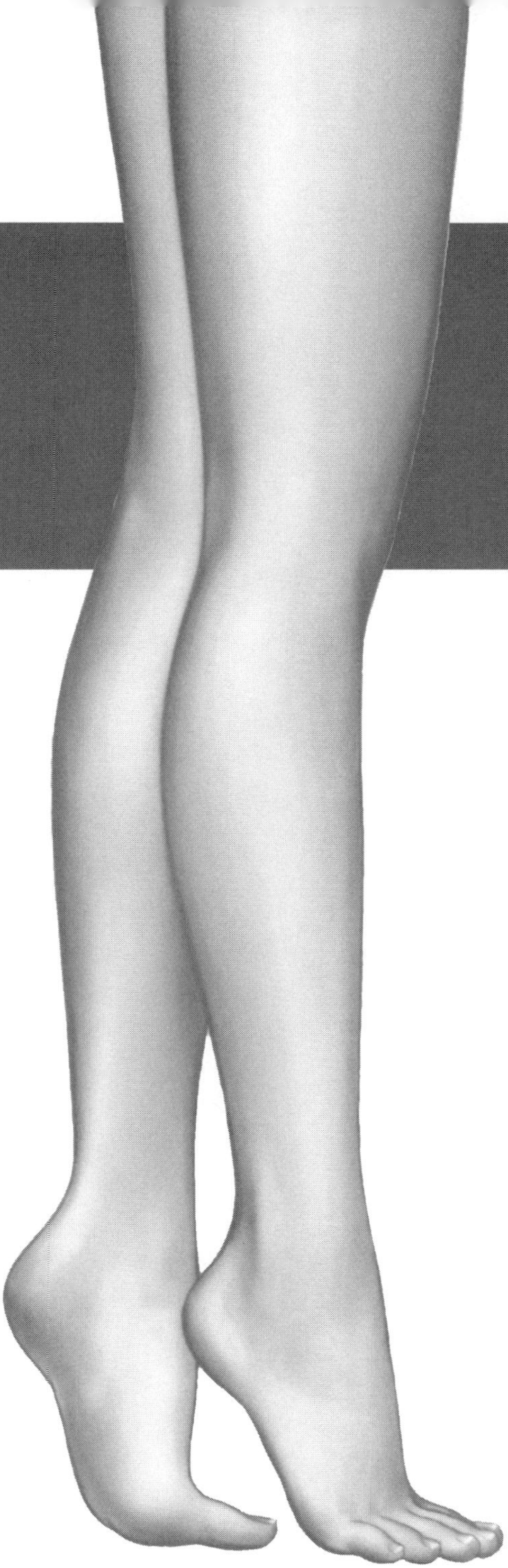

見た目も不快な症状も改善するセルフケア

下肢《かし》静脈瘤《じょうみゃくりゅう》の治療は、大きく分けて二つあります。一つは、体操やマッサージ、弾性《だんせい》ストッキングの着用、生活習慣の改善といったセルフケア。もう一つが、第3章で紹介する硬化療法《こうかりょうほう》や手術など医療機関で行う根本的な治療です。

症状が進行し、「毎日、足がだるくて困っている」「皮膚炎を起こしてかゆくてしようがない」という場合は、根本的な治療を考えますが、そこまでいかない軽度から中程度までの静脈瘤なら、本章で紹介するセルフケアでじゅうぶんに改善します。

当クリニックにも、毎日多くの患者さんが来院されますが、診察の結果、生活習慣の工夫、体操やマッサージなどのセルフケアで改善すると診断されるケースも少なくありません。

55歳の主婦・竹中久恵《たけなかひさえ》さん（仮名）もそんな一人です。竹中さんは、数年前から義父の介護をするようになると、ふくらはぎの血管が何ヵ所か浮き出るようになりました。そのうち、だんだん足の疲れやだるさを感じるようになりました。最初のころは、慣れない介護で疲れているせいだと思っていましたが、足に湿布《しっぷ》を貼っても疲れやだるさは取れません。たまたま下肢静脈瘤の新聞記事を見つけ、「自分の足の症状はこれかもしれない」と当クリニックを受診されました。

診察すると、幸い湿疹《しっしん》などの皮膚炎はまだなく、軽度の下肢静脈瘤と診断されました。外来で生活習慣の改善や体操などのセルフケアの指導を行い、実践してもらったところ、数ヵ月後にはむくみなどの自覚症状はなくなり、静脈瘤もさほど目立たなくなりました。

なぜセルフケアで症状が改善できるのでしょうか。第1章で述べたように、下肢静脈瘤は、静脈の逆流防止弁がこわれ、血液が逆流して心臓に戻りにくくなり、足に血液がたまることで起こります。

元のように血液が心臓にスムーズに戻るようにするためには、こわれた弁を直して逆流を止めるのがいちばんよいのですが、残念ながら一度こわれた弁は直せません。そこで、弁を直す代わりに、体操やマッサージで、たまった足の血液を心臓に戻して足の静脈の負担を軽くしたり、筋ポンプ作用（くわしくは16ページを参照）を増強して血流をスムーズにさせたりすると、静脈瘤が改善するのです。

ところで、「足の血液を心臓に戻す」というと、すぐに思いつくのは「逆立ち」ではないでしょうか。逆立ちをすれば、重力で血液は足から心臓に自然に流れ込むので、とても効果的です。

しかし、一般の人が逆立ちをするのはむずかしく、転倒の危険もあります。逆立ちと同じような効果があり、安全にできるのが、あおむけの姿勢で足を上げて行う「ゴキブリ体操」です（くわしくは64ページを参照)。

また、一般的な体操や足のマッサージ、弾性ストッキングの着用なども有効で、これらを組み合わせて毎日続けることで、静脈瘤の症状を軽くすることができます。

体操で心臓への血液の戻りを改善する

ここでは、ゴキブリ体操をはじめとした、いろいろな姿勢で行う「立って行う体操」「座って行う体操」「寝て行う体操」を紹介します。どれも激しい動きはなく、安全にできるものばかりですが、行うときは次の点に注意してください。

❶体操は午後から夜にかけて行う

寝ているときは、足と心臓の高さは同じなので、重力の影響は受けずに足の血液はスムーズに流れます。したがって、朝起きてすぐや午前中は、静脈のコブや足のむくみはほとんどないか、気になりません。症状が現れるのは、立った状態がしばらく続いた午後から夕方の時間帯です。

そのため、体操は午後から夜の時間帯に行ったほうが効果的です。もちろん、症状が重い人や昼にはつらくなってしまう人は、午前中から始めてもよいでしょう。

❷がんばりすぎない

体操やマッサージは、毎日続けることで高い効果が期待できます。しかし、症状を軽くしたい気持ちが強いあまり、一日に何種類もの体操をしたり、一度に行う回数をあまりふやしたりすると疲れてしまい、長続きしなくなります。少ないメニューで短い時間でも、小まめに毎日続けることを心がけてください。

❸体操を行ってもよくならないときは医療機関を受診する

体操を始めてもあまり症状がよくならなかったり、逆に悪くなったりしたときは、そのまま体操を続けないで、早めに医療機関を受診してください。体操のやり方が正しくなかったり、下肢静脈瘤以外の病気が隠れていたりする可能性があります。

それでは、具体的な体操のやり方を紹介しましょう。

●立って行う体操

・どこでも手軽にできる「つま先立ち体操」

立って行う体操は、仕事をしているときなど、座ったり寝たりできない状況のときに行います。つま先立ち体操のやり方はとても簡単で、背すじを伸ばして立ったら、背伸びをするようにつま先で立って戻ることをくり返すだけです。バランスをくずして転倒する危険があるので、必ずテーブルなど安定したものにつかまりながら行ってください。

第1章で、足を動かすとふくらはぎの筋肉が収縮《しゅうしゅく》し血液を押し上げる働きを促進する「筋ポンプ作用」の話をしました。つま先立ちをくり返すことによって、この筋ポンプ作用が促進されます。実際にやってみると、ふくらはぎの筋肉に「キュッ」と力が入る感じがわかるでしょう。

下肢静脈瘤は、立ち仕事の人がとてもなりやすい病気ですが、つま先立ち体操は仕事をしながらでもできます。つま先立ち体操の前後に足踏みや屈伸を加えれば、さらに足の血流がよくなり、より効果的です。

【つま先立ち体操のやり方】

❶足を肩幅に開き、背すじを伸ばして立つ

つま先立ち体操のやり方

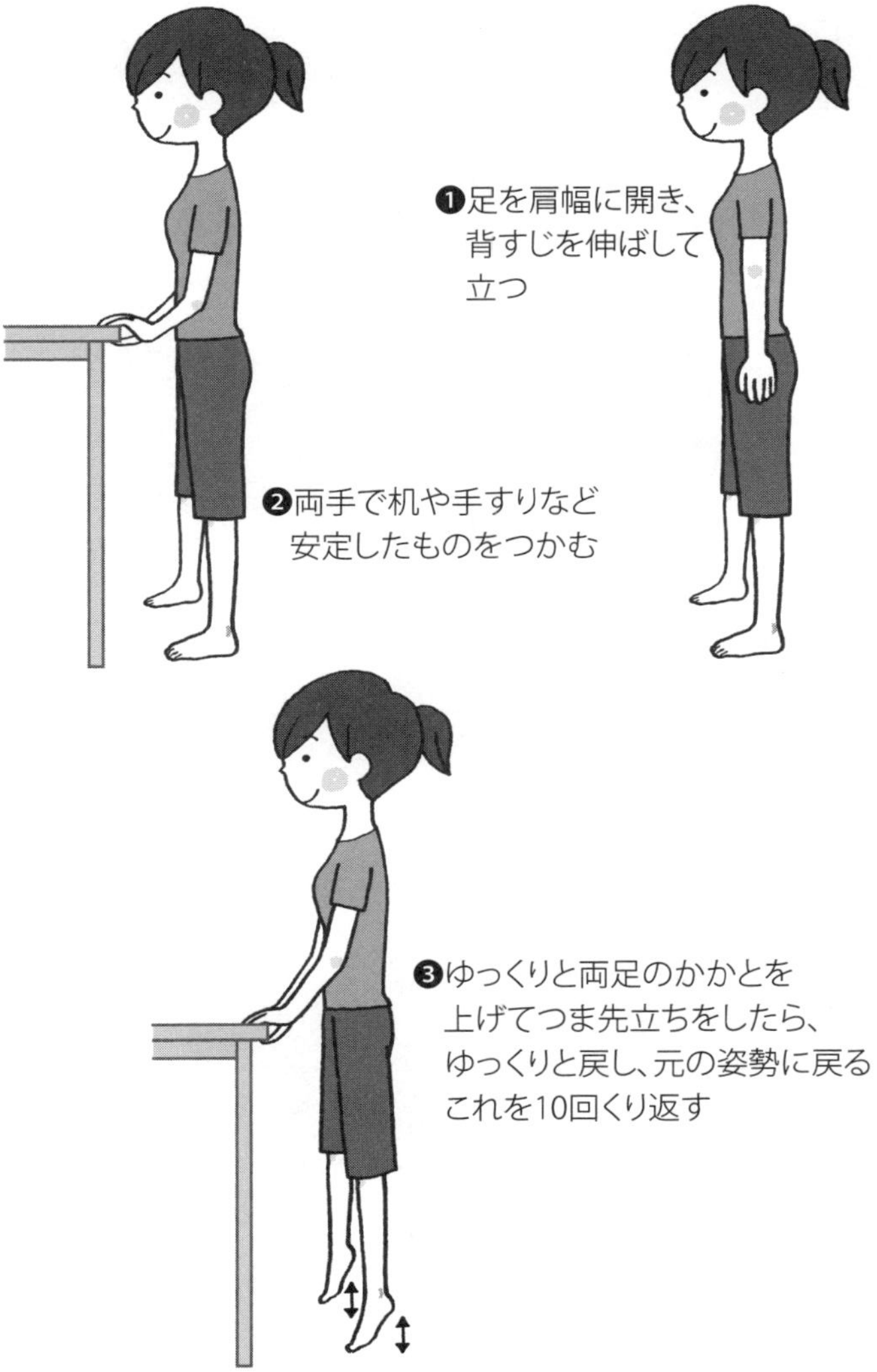
❶足を肩幅に開き、
背すじを伸ばして
立つ
❷両手で机や手すりなど
安定したものをつかむ
❸ゆっくりと両足のかかとを
上げてつま先立ちをしたら、
ゆっくりと戻し、元の姿勢に戻る
これを10回くり返す

❷両手で机や手すりなど安定したものをつかむ
❸ゆっくりと両足のかかとを上げてつま先立ちをしたら、ゆっくりと戻し、②の姿勢に戻る。これを10回くり返す
★「イチ、ニー、イチ、ニー」と、リズムをとりながらやるとやりやすいです。10回連続がつらい場合は、無理をしないでできる範囲でやってください。立ち仕事の人は1時間に1度ぐらいやるとよいでしょう。

●座って行う体操

座って行う体操は、机の前に座って仕事をしながらできるので、デスクワークの人におすすめです。主婦や、日中立ち仕事をしている人なら、昼食や夕食をとるときなど、一日の生活の中でイスに座っているときに行ってください。

座って行う体操には、基本の「足バタバタ体操」と、それを応用した「足首回し体操」「逆自転車こぎ体操」があります。これらもつま先立ち体操と同様に、筋ポンプ作用で血液が心臓に戻るのを促《うなが》します。

デスクワークをしている人、とくにパソコンに向かって仕事をしている人は、時間を忘れて座りっぱなしで作業を続けてしまいがちです。座りっぱなしは足の血流を悪くします。最低でも1

時間に1度は、足バタバタ体操や足首回し体操を行う習慣をつけるとよいでしょう。

【足バタバタ体操のやり方】

❶イスに浅く腰かけて、背中は背もたれにしっかりとつけ、足は肩幅程度に開いて軽く前に投げ出すようにする

❷かかとは床につけたまま、つま先をゆっくりと手前に引き、前に伸ばすことを10回くり返す。片方の足ずつでも、両足同時でもよいので、10回くり返すことを1セットとし、3セット行う。このとき、両手を上げて上半身を反らすようにしながら、深呼吸を同時に行うと、より効果的

★イスに深く腰かけたり、ひざを強く曲げたりした姿勢では、あまり足首が動きません。あまり前かがみにならず、ひざを軽く伸ばしてください。また、深呼吸をするときは、手がまわりのものに当たらないように注意してください。

【足首回し体操のやり方】

❶イスに浅く腰かけて、背中は背もたれにしっかりとつけ、足は肩幅程度に開いて軽く前に投げ出すようにする

❷かかとは床につけたまま、つま先で円を描くように、外回りに5回、内回りに5回ずつゆっく

足バタバタ体操のやり方

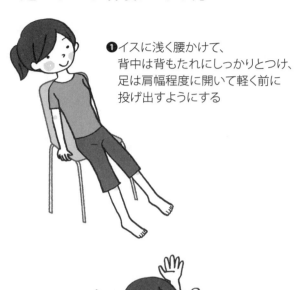

❶イスに浅く腰かけて、
背中は背もたれにしっかりとつけ、
足は肩幅程度に開いて軽く前に
投げ出すようにする

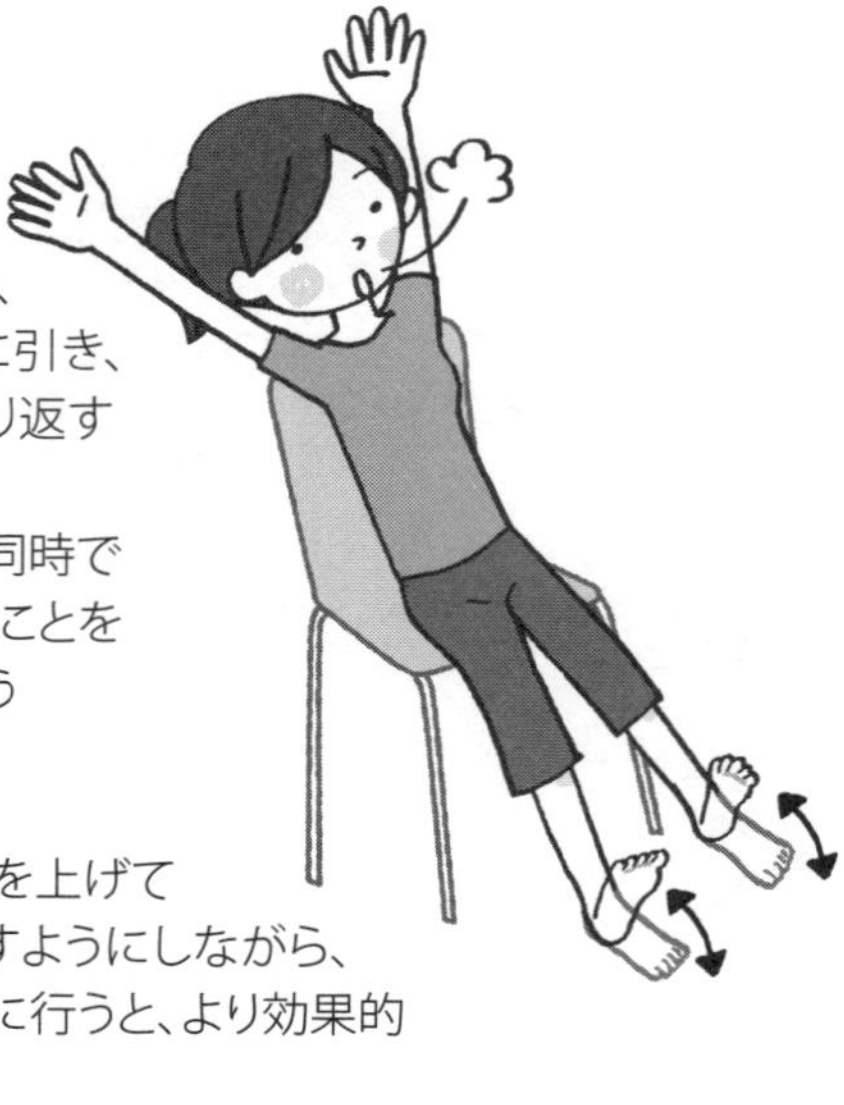

❷かかとは床につけたまま、
つま先をゆっくりと手前に引き、
前に伸ばすことを10回くり返す

片方の足ずつでも、両足同時で
もよいので、10回くり返すことを
１セットとし、３セット行う

このとき、両手を上げて
上半身を反らすようにしながら、
深呼吸を同時に行うと、より効果的

足首回し体操のやり方

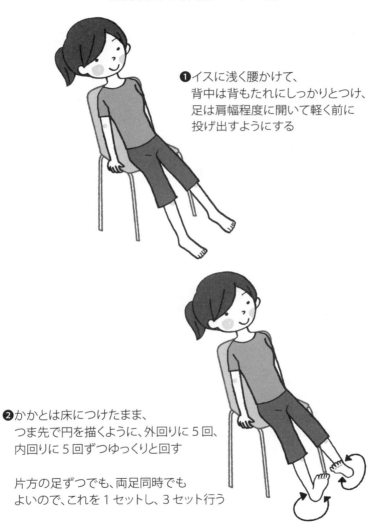

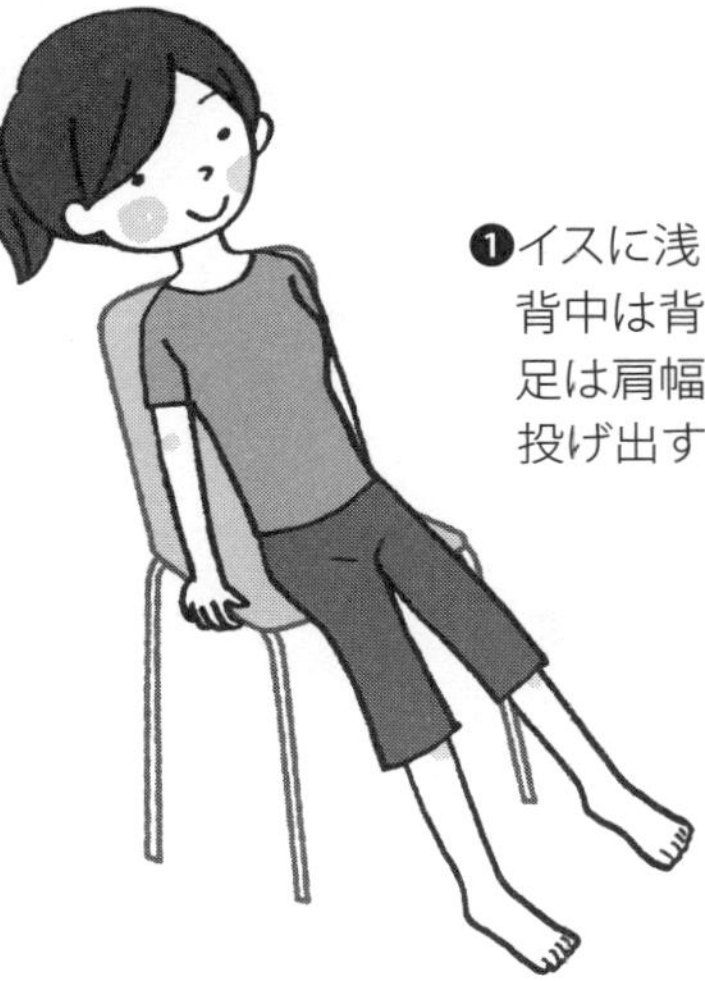

❶イスに浅く腰かけて、
背中は背もたれにしっかりとつけ、
足は肩幅程度に開いて軽く前に
投げ出すようにする

❷かかとは床につけたまま、
つま先で円を描くように、外回りに５回、
内回りに５回ずつゆっくりと回す

片方の足ずつでも、両足同時でも
よいので、これを１セットし、３セット行う

逆自転車こぎ体操のやり方

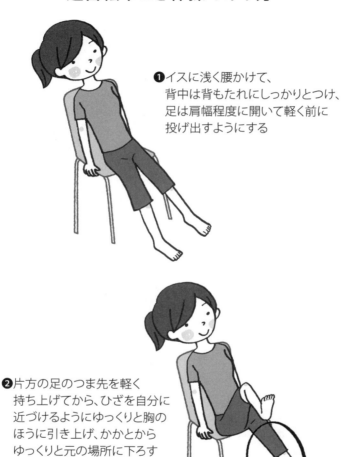

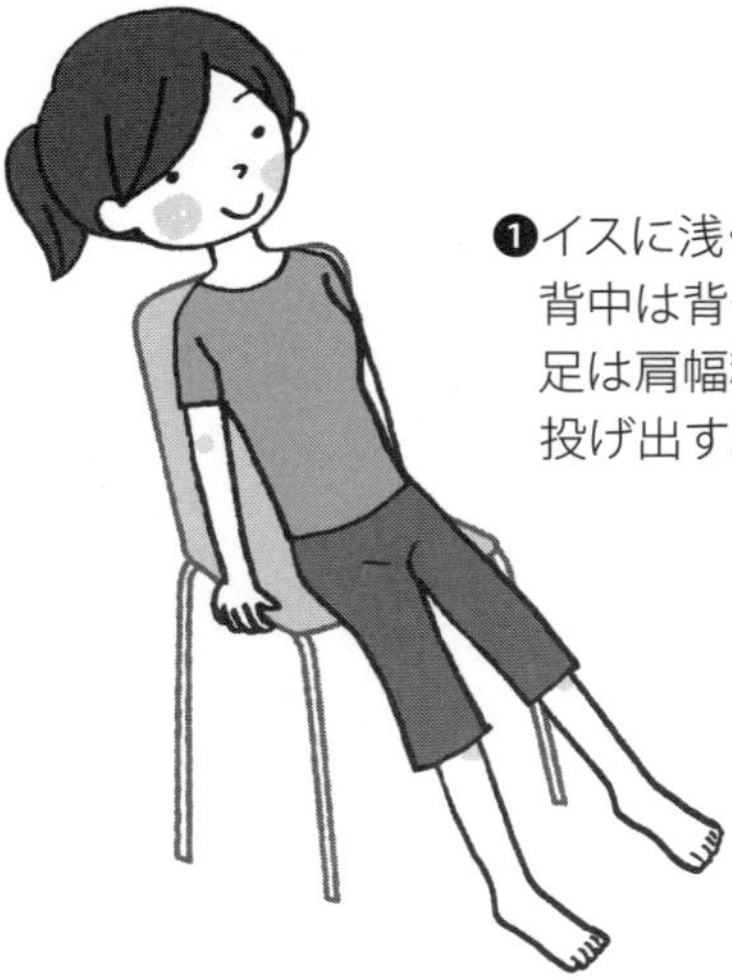

❶イスに浅く腰かけて、
背中は背もたれにしっかりとつけ、
足は肩幅程度に開いて軽く前に
投げ出すようにする

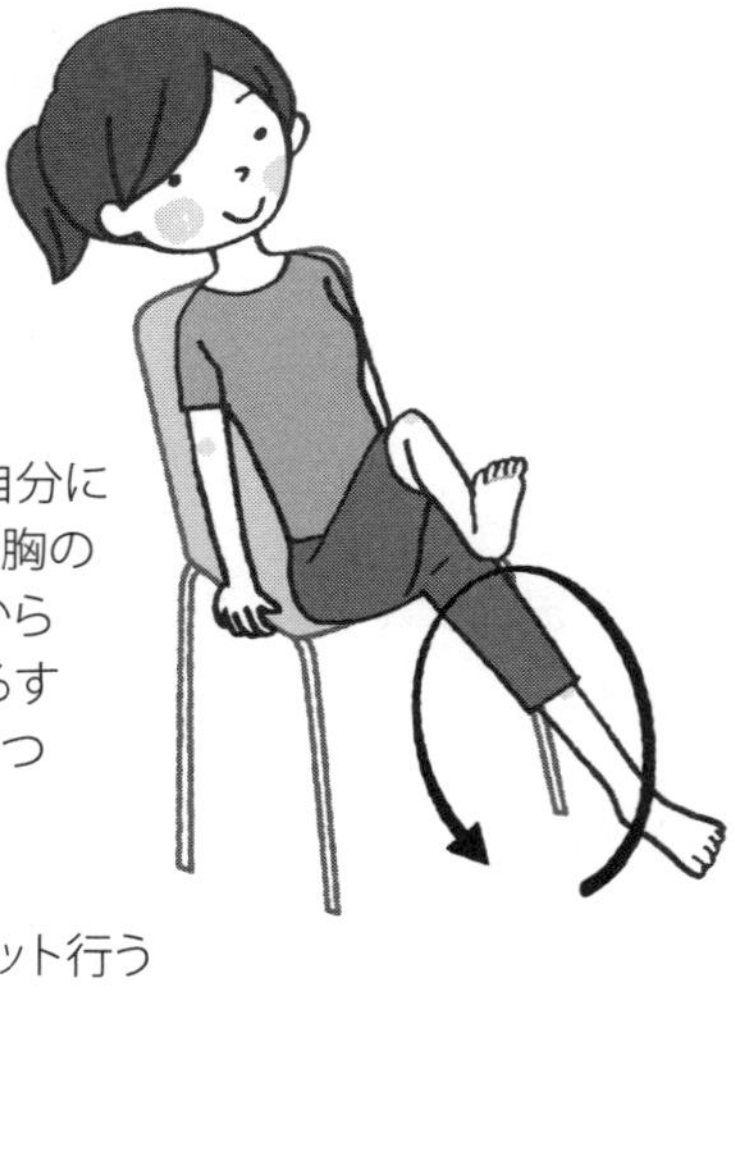

❷片方の足のつま先を軽く
持ち上げてから、ひざを自分に
近づけるようにゆっくりと胸の
ほうに引き上げ、かかとから
ゆっくりと元の場所に下ろす
ことを左右交互に５回ずつ
くり返す

これを１セットとし、３セット行う

りと回す。片方の足ずつでも、両足同時でもよいので、これを1セットとし、3セット行う

★イスに深く腰かけたり、ひざを強く曲げたりした姿勢では、あまり足首が動きません。あまり前かがみにならず、ひざを軽く伸ばしてください。

【逆自転車こぎ体操のやり方】

❶イスに浅く腰かけて、背中は背もたれにしっかりとつけ、足は肩幅程度に開いて軽く前に投げ出すようにする

❷片方の足のつま先を軽く持ち上げてから、ひざを自分に近づけるようにゆっくりと胸のほうに引き上げ、かかとからゆっくりと元の場所に下ろすことを左右交互に5回ずつくり返す。これを1セットとし、3セット行う

★太ももまで大きく動かすのがコツですが、動きが大きいので、むずかしい人は「足バタバタ体操」や「足首回し体操」を行ってください。また、ひざなどに痛みがあるときはやらないでください。

●寝て行う体操

あおむけになると重力の影響を受けないので、血液は自然に心臓へ戻ります。これに体操で動きを加えたり、足を天井に向かって上げたりすると、さらに効果はアップします。

寝て行う体操には、寝たまま足首を動かす「足首体操」や、足を上げて行う「自転車こぎ体操」、両手・両足を上げたまま小きざみに揺らす「ゴキブリ体操」があります。

このうちゴキブリ体操は、両手足を小きざみに動かすことで、その刺激が毛細血管の負担をへらし、より心臓への血液の戻りをよくします。寝て行う体操のなかでも最も効果の高い体操です。

いずれの体操も理想は一日数度行うことですが、日中仕事をしていて寝て行うのはむずかしいなら、夜寝る前にふとんの上で行いましょう。

【足首体操のやり方】

❶あおむけになって両足を伸ばし、両手は自然に体の横に置く

❷つま先を前後にゆっくりと10回動かす

❸つま先を右回りに5回、左回りに5回、グルグルと回すことを3度くり返す。両足同時に動かしても、片方の足ずつでもよい

【自転車こぎ体操のやり方】

❶あおむけになって足を肩幅に開き、両手は自然に体の横に置く

❷両足を上げて、自転車のペダルをこぐように、両足を交互に10回動かすことを3回くり返す。

足首体操のやり方

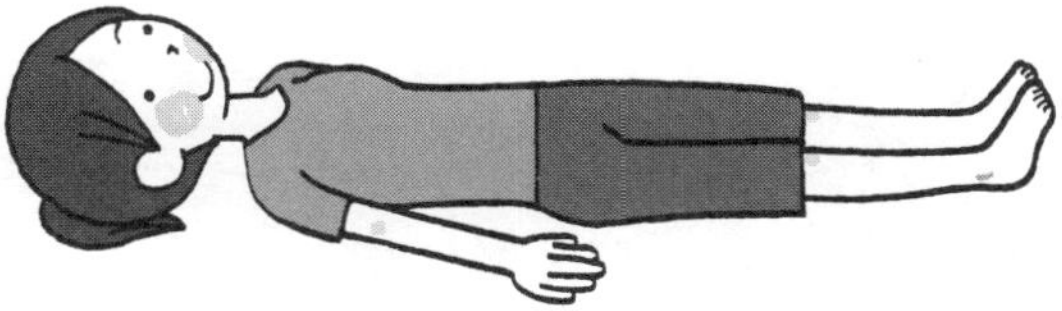

❶あおむけになって両足を伸ばし、両手は自然に体の横に置く

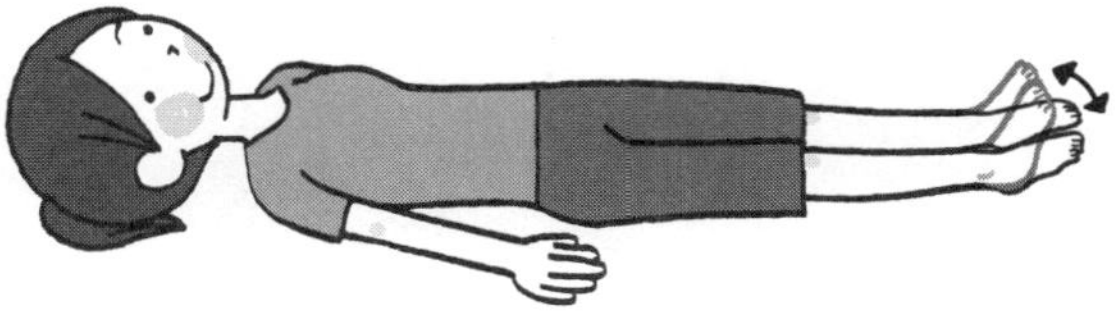

❷つま先を前後にゆっくりと10回動かす

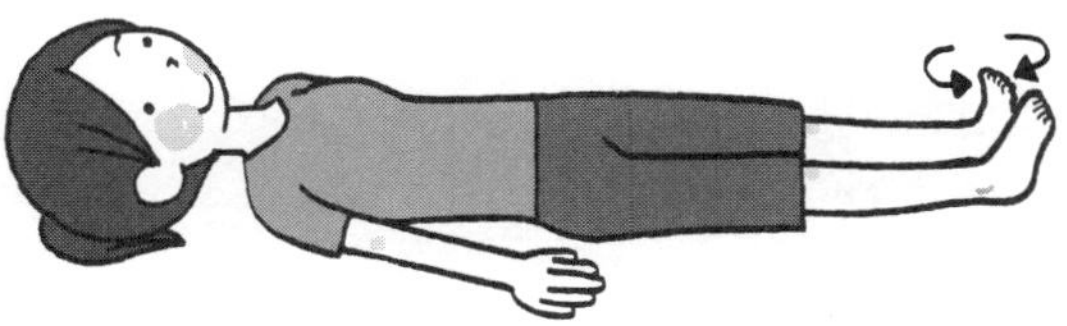

❸つま先を右回りに5回、左回りに5回、
グルグルと回すことを3度くり返す
両足同時に動かしても、片方の足ずつでもよい

自転車こぎ体操のやり方

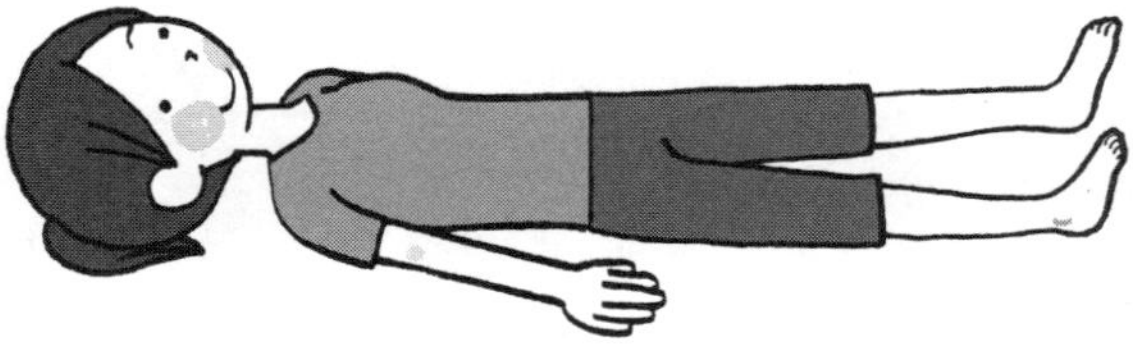

❶あおむけになって足を肩幅に開き、両手は自然に体の横に置く

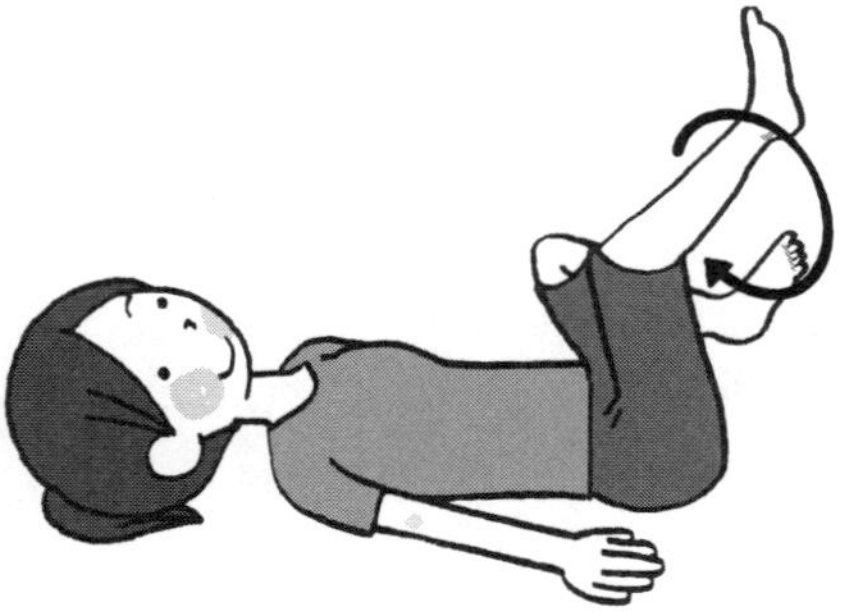

❷両足を上げて、自転車のペダルをこぐように、
両足を交互に10回動かすことを３回くり返す。
「イチ、ニー、イチ、ニー」とリズムをとるとやりやすい

ゴキブリ体操のやり方

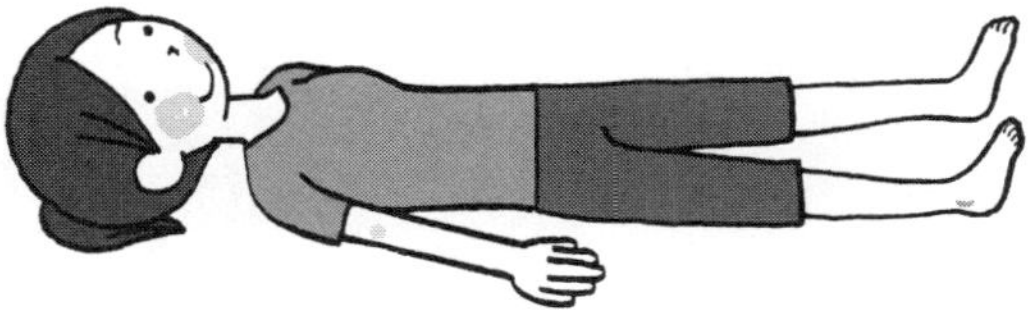

❶あおむけになって足は肩幅に開き、両手は体の横に置く

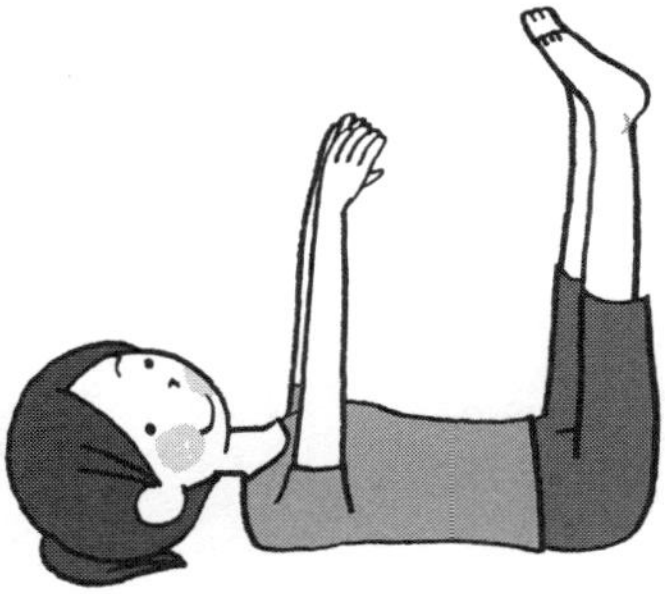

❷両手、両足を天井に向けて上げる。手足は
床に対してできるだけ垂直になるようにする

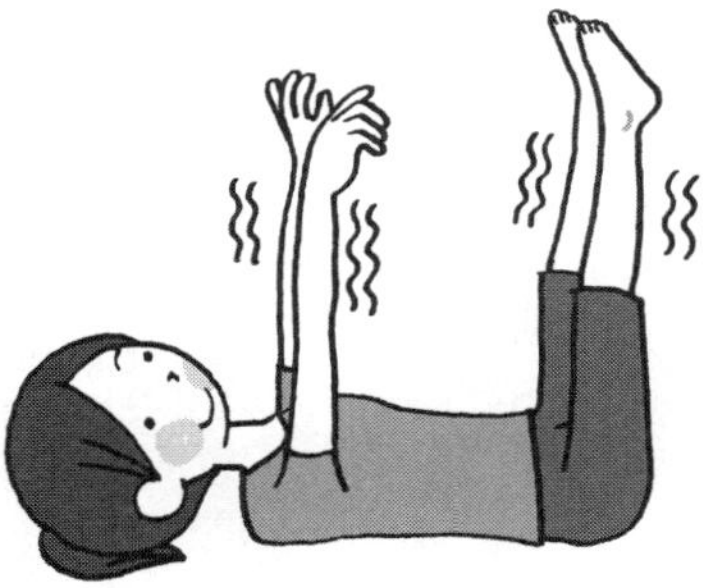

❸手と足の力を抜いたリラックスした状態で、手足をブルブルと小きざみに
30〜60秒揺することを３回くり返す。両手両足を上げる姿勢がつらい場合は、
足だけを上げるか、壁やイスを利用する

「イチ、ニー、イチ、ニー」と、リズムをとるとやりやすい

【ゴキブリ体操のやり方】

❶あおむけになって足は肩幅に開き、両手は体の横に置く

❷両手、両足を天井に向けて上げる。手足は床に対してできるだけ垂直になるようにする

❸手と足の力を抜いたリラックスした状態で、手足をブルブルと小きざみに30〜60秒揺することを3回くり返す。両手両足を上げる姿勢がつらい場合は、足だけを上げるか、壁やイスを利用する

生活スタイルに合わせて、立って行う体操、座って行う体操、寝て行う体操のなかからやりやすいものを一つか二つ選び、昼に1度、午後から夕方にかけて1度、夜に1度の計3度程度行ってください。寝る前にゴキブリ体操を追加するとさらによいでしょう。

足のむくみや重だるさを取る「足のマッサージ」

足のマッサージは、主に足のむくみや重だるさでつらいときにおすすめです。手のひらを使って、心臓に向かって足をさすることで、足の表面の血液のうっ帯だけでなく、リンパ液の流れも改善します。イスに座っているとき、床に座っているときや、風呂の中でも手軽にできます。体操をするときに組み合わせてやってもよいでしょう。

【足のマッサージのやり方】

❶イスに浅く腰かけるか、床に座って、片方の足のひざの少し上に左右の手のひらを当てる
❷手のひら全体が足に密着するようにしながら、足のつけ根に向けて両手を動かす。あまり力を入れずにさするようにするのがコツ。足のつけ根まできたら、両手を離してひざの上に戻し、再び足のつけ根に向けて動かす
❸同じ足の足首に左右の手のひらを当てる
❹②と同じ要領で、ふくらはぎをさするように、両手を動かす
❺①〜④を3分ほど行ったら、反対の足も同様に行う

足のマッサージのやり方

❶イスに浅く腰かけるか、
床に座って、片方の足の
ひざの少し上に左右の
手のひらを当てる

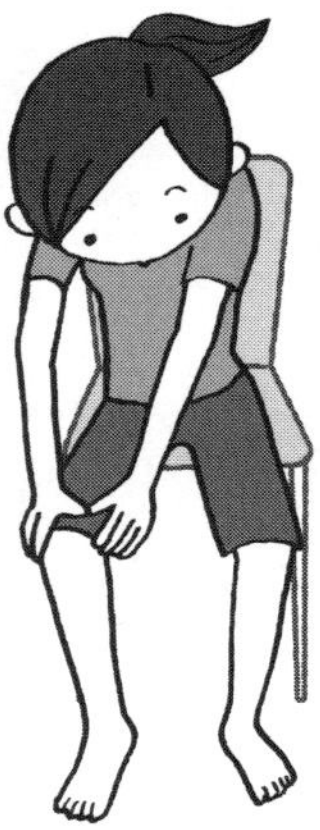

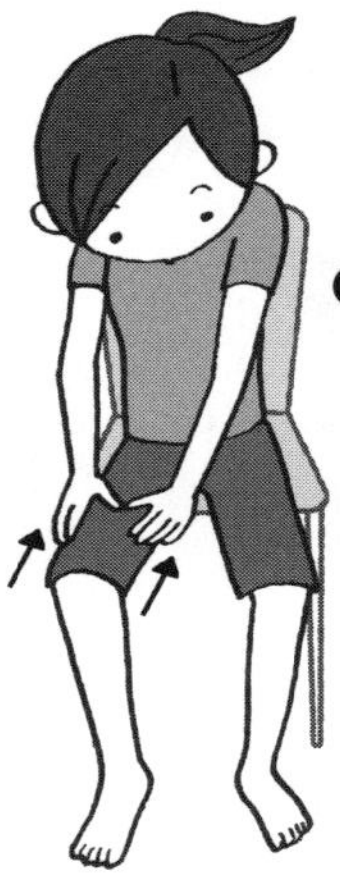

❷手のひら全体が足に密着
するようにしながら、足の
つけ根に向けて両手を動かす

あまり力を入れずにさする
ようにするのがコツ

足のつけ根まできたら、
両手を離してひざの上に戻し、
再び足のつけ根に向けて動かす

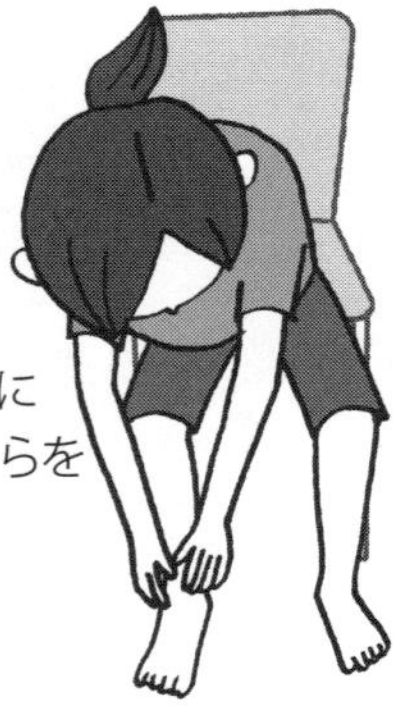

❸同じ足の足首に
左右の手のひらを
当てる

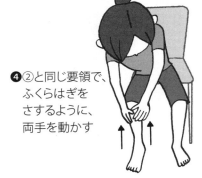

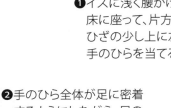

❹②と同じ要領で、
ふくらはぎを
さするように、
両手を動かす

❺①～④を３分ほど行ったら、反対の足も同様に行う

★先に太ももをマッサージしてから、ふくらはぎをマッサージします。あまり力を入れないこと、常に心臓に向かって同じ方向にマッサージするのがポイントです。

下肢静脈瘤の症状を改善する「弾性ストッキング」

弾性ストッキングは、文字どおり弾力を持った特殊なストッキングで、締めつけることによって足の血流を改善します。下肢静脈瘤以外にも、リンパ浮腫《ふしゅ》の治療や、エコノミークラス症候群《しょうこうぐん》（くわしくは43ページを参照）の予防にも使われます。「男性ストッキング」と誤解されることがありますが、男性用も女性用もあります。

単純にきつく足を締めつけるのではなく、足首にいちばん強い圧力がかかり、上に向かうほど圧力が弱くなる段階的圧力構造になっています。この構造によって、足から心臓への血液の戻りを助け、下肢静脈瘤の症状を改善します。また、フォーム硬化療法やストリッピング手術（くわしくは81～85ページを参照）後の合併症予防のためにも使われます。

弾性ストッキングには、ドラッグストアなどで売られている市販品と、医療機関で処方される医療用とがあります。市販品も医療用も基本的な構造や効果は同じですが、医療用のほうが締めつける圧力が強いのでより効果的です。ただし、圧力が強い分、皮膚のかぶれなどのトラブルを起こしやすいので注意が必要です。

第1章で、内科で弾性ストッキングをすすめられたが、症状が改善しなかった患者さんの話を紹介しました。一般の医師は「下肢静脈瘤は弾性ストッキングをはいていればよい」あるいは「よくわからないのでとりあえず弾性ストッキングをはいてもらおう」と考えることが多く、そもそも、医師自身が弾性ストッキングの選び方やはき方を知らない場合もあります。

また、患者さんにも「友達にもらった弾性ストッキングをはいています」という人がよくいます。その弾性ストッキングを見せていただくと、サイズや圧力が合っていなかったり、白くて足の甲の部分に穴が開いている入院患者の血栓《けっせん》（血管内にできる血液のかたまり）予防用ストッキングをはいていたりする人もいます。

弾性ストッキングは、正しく選んで正しく着用しなければ効果はありません。そもそも、下肢静脈瘤の人すべてがはく必要があるわけではないのです。はいたほうがよいのは、下肢静脈瘤の症状があって困っているが「手術をしないでなんとかしたい」と思っている人、なんらかの事情ですぐに手術ができない人や手術するか迷っている人です。

見た目が気になるだけで自覚症状のない人、立ち仕事に従事していない人やお年寄りは、基本的にはく必要はありません。「血栓や悪化予防のため」に、何の症状もない人ががんばってはく必要はないのです。

例外として、一日中立ちっぱなしで仕事をする調理師さんや美容師さんには、予防的にはくことをおすすめする場合があります。そのほかに、妊婦さんも予防的にはいたほうがよい場合もあります（くわしくは75ページを参照）。

●弾性ストッキングの正しい選び方

まず、軽いむくみや重だるさなら、とりあえず市販のものを1～2週間はいてみましょう。もし、症状が改善しなかったり、逆に悪化したりするようならば、下肢静脈瘤の専門医を受診して、適切な医療用ストッキングを選んでもらうか、治療の必要があるかを相談してください。

弾性ストッキングを選ぶときに気をつけるのは、タイプ、サイズと圧迫圧です。

弾性ストッキングのタイプには、ひざ下までのハイソックスタイプ、太ももまでのストッキングタイプ、おなかまであるパンティストッキングタイプの3種類があります。タイプによって効果はあまり変わらないので、基本的にはきやすいハイソックスタイプをおすすめしますが、ひざ下を締めつけられるのが不快なら、長いタイプでもかまいません。また、つま先のあるものとないものがあり、つま先がないものは蒸《む》れにくく、はきやすいという利点がありますが、これも好みで選んでかまいません。

サイズは、一般的に足首の太さか靴のサイズでS～Lサイズを選択します。しかし、弾性ストッキングのメーカーによってサイズとその選び方は違います。通常は、弾性ストッキングの箱の裏にサイズ表がありますので、それを参考にして適切なサイズを選びましょう。最初はきつすぎると感じることがありますが、ゆるいと効果がないので、基本的にサイズ表のサイズを守るようにしてください。

圧迫圧には、弱圧（20～30㎜Hg）、中圧（30～40㎜Hg）、強圧（40～50㎜Hg）がありますが、市販品はほとんどが弱圧です。また、圧力が㎜Hgではなく、hPa（ヘクトパスカル）で表示されている場合もあります。ちなみに、1㎜Hgは1・33hPaです。圧迫圧をデニールで表示しているものも見かけますが、デニールは使用している糸の太さの単位で、圧力を示すものではありません。軽いむくみ程度でしたら弱圧でじゅうぶんですので、まず最初は弱圧を試して、効果が弱ければ中圧のものを使用しましょう。

メーカーによって微妙にサイズや圧力は違うので、できれば試着してから購入しましょう。価格は通常、3000～5000円程度です。弾性ストッキングは、長い間使って伸びると、効果が少なくなってしまいます。6ヵ月程度を目安に、ゆるくなってきたら買い替えてください。

市販品で「夜用弾性ストッキング」というのも売られていますが、これは寝ている間に足のむくみを解消する目的のものです。普通の弾性ストッキングより圧力が弱いので、これを日中使用してもあまり意味がありません。症状が軽い場合や、制服やファッションの問題で、昼間に弾性ストッキングをはけない人は試すとよいでしょう。

医療用のストッキングは、医療機関で医師の指示のもとで、病状に合ったものを購入して着用します。入院時の血栓予防やガンの手術後のリンパ浮腫の治療には健康保険が適用されますが、それ以外は適用されないので、全額自費で支払う必要があります。

なお、医療機関のなかには「弾性ストッキング・コンダクター」がいるところもあります。これは弾性ストッキングの選び方やサイズの判断、はき方の指導や取り扱い方、着用後の不備や問題点などの相談を受け、適切な指導を行う人のことです。弾性ストッキングのソムリエともいえる専門家です。弾性ストッキング・コンダクターは、より身近に患者さんの相談にのることができます。受診しようと思う医療機関に弾性ストッキング・コンダクターがいるかどうかは、ホームページを確認してみるとよいでしょう。

●弾性ストッキングのはき方

「はくと気持ちがいいのだけど、毎日はくときにたいへんで、汗びっしょりになってしまう」「手が腱鞘炎《けんしょうえん》になった」と、患者さんから聞くことがあります。弾性ストッキングは非常にきついので、普通のストッキングのようにたくし上げてはくのは無理です。しかし、決められたはき方を守ればそれほど力もいらずに、短い時間ではくことができます。はき方は次のような手順になります。

【弾性ストッキングのはき方】

❶ストッキングに手を入れて、かかとを内側からつまむ
❷かかとをつまんだまま、ストッキングをかかとの部分まで半分にひっくり返す
❸かかとが下側になるようにして、両手の親指ではき口を左右に広げる
❹両手を押し広げたまま、足先からかかとまで入れ、ストッキングのかかとの位置と足のかかとを合わせる
❺裏返したストッキングの端を持ち、ふくらはぎからひざに向かってたくし上げる
❻全体にシワが寄らないようにする

練習が必要ですが、慣れれば30秒程度ではけるようになります。最初は、手順を守ってゆっくりとはいてみてください。しかし、握力が弱い人やもともと腱鞘炎がある人など、どうしてもうまくはけない人には、弾性ストッキングの装着補助器具があります。これは、下肢静脈瘤専門の医療機関で購入できますので、必要ならば相談してみてください。

弾性ストッキングのはき方

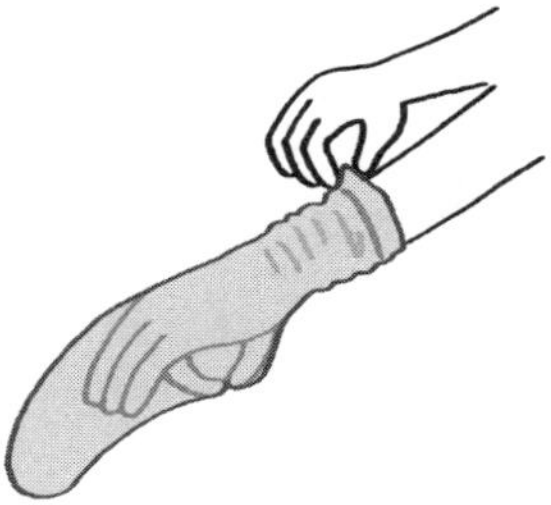

❶ストッキングに手を入れて、
かかとを内側からつまむ

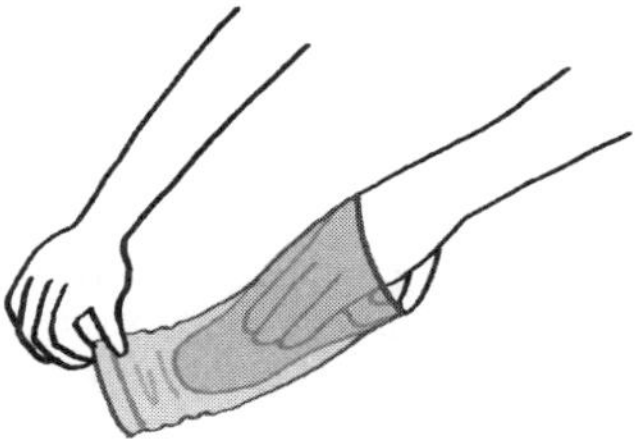

❷かかとをつまんだまま、
ストッキングをかかとの部分
まで半分にひっくり返す

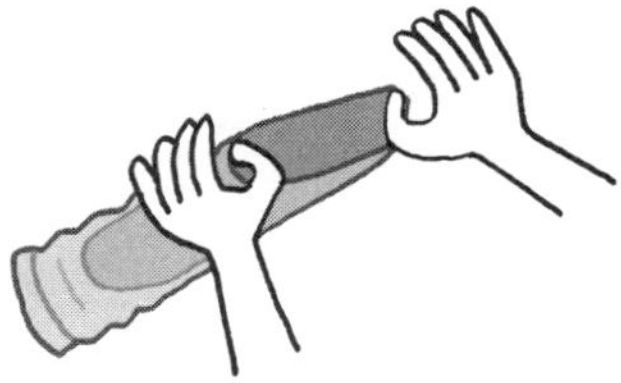

❸かかとが下側になるように
して、両手の親指ではき口を
左右に広げる

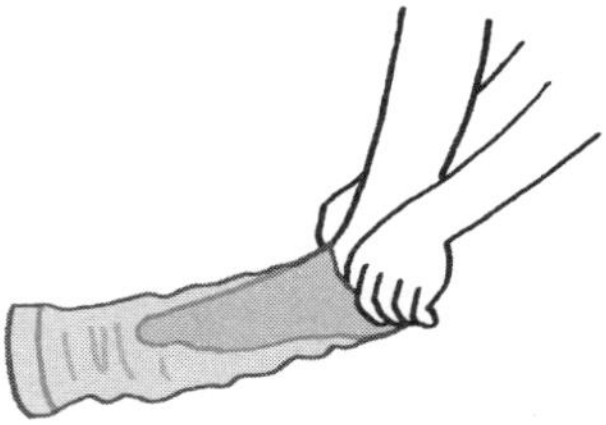

❹両手を押し広げたまま、足先から
かかとまで入れ、ストッキングの
かかとの位置と足のかかとを合わせる

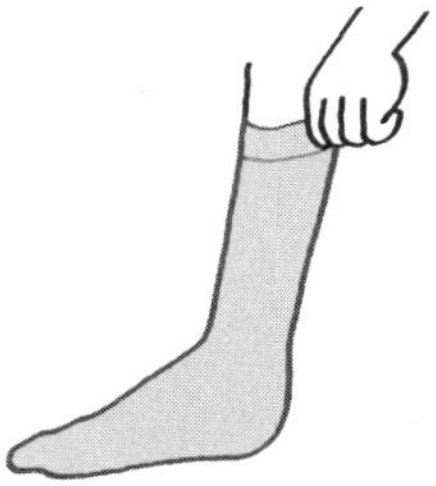

❺裏返したストッキングの
端を持ち、ふくらはぎから
ひざに向かってたくし上げる

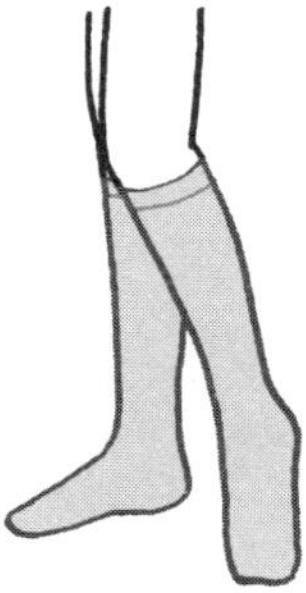

❻全体にシワが寄らないようにする

●弾性ストッキングをいつはけばよいのか

静脈瘤は、昼間立っているときに血液が足にたまって症状が現れるので、弾性ストッキングは基本的に昼間にはきます。夜、足がつったり、むくんだりしていても、これらの症状の原因は昼間の立っているときにあるので、寝ているときは弾性ストッキングは必要ありません。一般的には朝起きたときにはき、夜、風呂に入るときに脱ぐとよいでしょう。

弾性ストッキングのトラブルでいちばん多いのが、皮膚のかぶれです。ストッキングの材質が肌に合わない場合もありますが、長時間はき続けることが大きな原因の一つになっています。かぶれが起こった場合は、はく時間を短くしてみるとよいでしょう。

たとえば、立ち仕事をしている人は、出勤したときにロッカールームではいて、帰るときに脱いでもよいです。一日の行動の中で上手に利用してください。また、季節によっても、夏は暑くてはけないなら、はかなくてもかまいません。

ごくまれに、「主治医にはくようにいわれたから、はき続けなければいけない」と思い込み、とくに自覚症状がない静脈瘤にもかかわらず、20年間もはき続けていた人もいます。くり返しになりますが、弾性ストッキングは、無理をしてがんばってはくものではありません。あくまでも、弾性ストッキングをはいてみて、快適で症状がらくになるようならはき続けましょう。はき心地が不快でストレスになったり、皮膚がかぶれたりするようなら、無理にはく必要はありません。

生活習慣を見直して悪化を防ぐ

体操や弾性ストッキング以外にも、生活習慣を見直すだけでも静脈瘤の進行をくい止めることができます。

下肢静脈瘤の発生や進行は、生活習慣、とくに職業と深い関係があります。たとえば、寿司職人には下肢静脈瘤の人がかなり多く、「寿司屋の職業病」ともいえます。寿司職人は、営業時間内は狭い板場に長時間立っているうえに、開店前には寿司ネタの下ごしらえをするので、一日10時間以上立っている人もざらにいます。そのため、下肢静脈瘤の人が多いだけではなく、重症の潰瘍《かいよう》にまで進行したり、治療しても再発したりすることがめずらしくありません。

この場合、生活習慣が最大の悪化原因ですので、たとえ手術を行って根本的な治療をしても、生活習慣の見直しが絶対に必要になります。たとえば、10時間以上連続の立ち仕事はしない、途中で小まめに休憩を入れる、下ごしらえは座って行うなどです。もちろん、弾性ストッキングは必要ですし、それ以外にも、仕事をしながらつま先立ち体操を行ったり、寝る前にゴキブリ体操をするなど、生活の中にセルフケアをとり入れていくことが必要になります。

寿司職人ほどではなくても、長時間座りっぱなしで、事務仕事をする、テレビを長時間見る、裁縫をするなど、足を動かさないで長時間同じ姿勢でいるのもあまりよくありません。予防のためには、ふだんから足元に足台を置いて足を高くする、1時間に1回は作業を中断して休憩し足首を動かす体操をするなど、生活習慣の改善を心がけてください。

運動不足も悪化要因の一つです。運動不足によって筋ポンプ作用が弱くなるため、むくみや重だるさなどの症状が強くなります。また、運動不足から肥満になるのも、足の血液の流れを悪くします。肥満によってひざが悪くなったり、歩くのがおっくうになったりすると、さらに悪循環に陥《おちい》ります。一日10~15分でも散歩や軽いウオーキングをするだけで、筋ポンプ作用が働いて静脈瘤の症状は改善します。ひざが悪く、歩くのがむずかしい人は、プールで水中歩行をするとよいでしょう。

女性は妊娠・出産のときに静脈瘤になったり、悪化したりします。妊娠すると、おなかが大きくなる前からホルモンの影響で静脈が軟らかくなり、静脈瘤が悪化し始めます。妊娠がわかった時点で、すぐに弾性ストッキングをはいて予防をしましょう。妊娠初期は市販のものでかまいませんが、おなかが大きくなってきたら、マタニティー用弾性ストッキングもあります。出産後も半年ぐらいは、弾性ストッキングをはいて過ごすようにしましょう。

予防に一役買うポリフェノールを多く含む食品

患者さんに「下肢静脈瘤にいい食べ物はありますか」ときかれることがあります。残念ながら、血管、とくに静脈に効果のある食品はあまりありません。ただし、ポリフェノール（植物の苦味、渋味、色素の成分となる化合物の総称）には、血管を強くして、血流を促す働きがあるといわれています。

ポリフェノールは、赤ワイン、ブルーベリー、緑茶、キャベツやシュンギクなどの野菜、ミカンやバナナ、リンゴ、ブドウなどの果物、チョコレートの原料になるカカオマスなどに多く含まれます。こうした食品を毎日の食事の中に上手にとり入れていくのもよいでしょう。

２０１３年から、足のむくみや慢性静脈不全の薬として赤ブドウの葉の抽出液《ちゆうしゆつえき》が第１類医薬品として販売されています。この薬は西洋ハーブといって、ヨーロッパでは伝統的に使用され、一般医薬品として販売されていました。医療機関では処方できませんが、薬局で薬剤師の指導のもとで購入することができます。

また、高血圧や便秘も静脈瘤を悪化させますから、塩分は控えめにして、便秘予防のために、食物繊維《しょくもつせんい》を多くとるように心がけるとよいでしょう。

第3章

下肢静脈瘤の最新治療

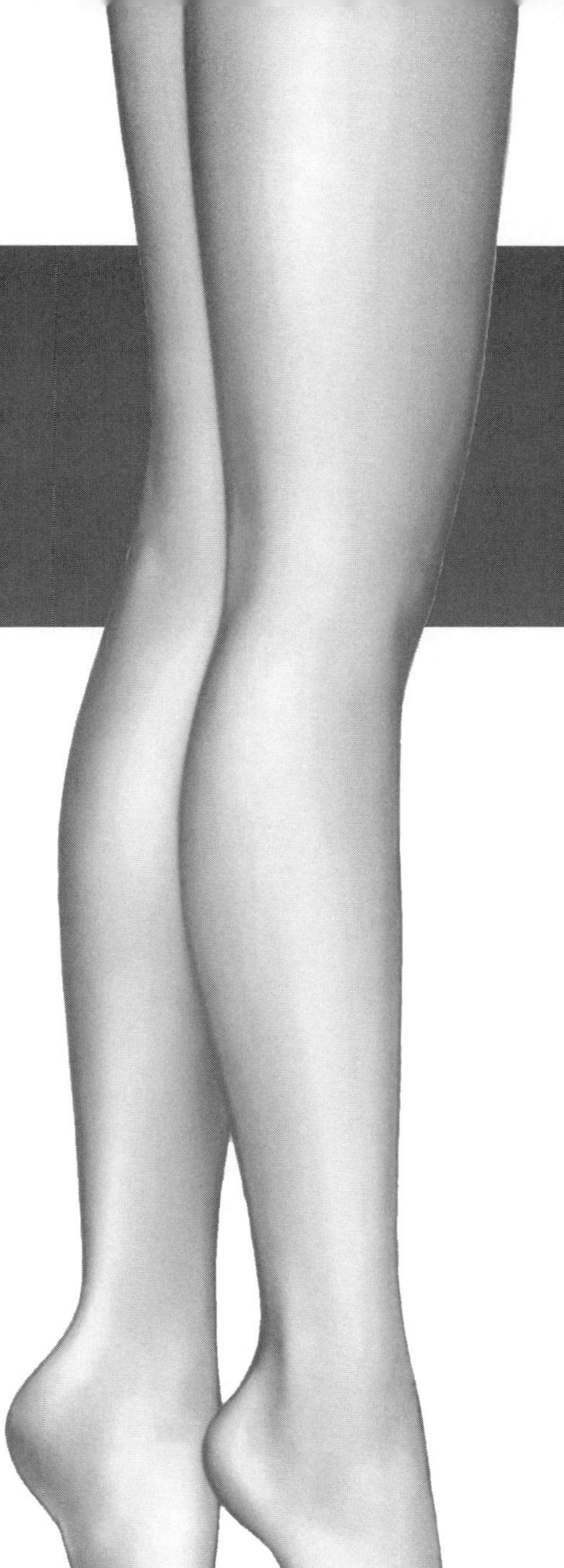

「セルフケアで下肢《かし》静脈瘤《じょうみゃくりゅう》を治す」というのが本書の趣旨ですが、「いますぐにでも不快な症状から解放されたい」「きれいな足になって、スカートをはいておしゃれをしたい」、あるいは「足に湿疹《しっしん》ができ、皮膚科を受診したら、手術を受けるように医師にすすめられた」という人もいるでしょう。

そこで本章では、下肢静脈瘤の根本的な治療法について説明します。

根本的な治療には、「硬化療法《こうかりょうほう》」「手術」「血管内治療」の三つがあります。手術には「ストリッピング手術」と「高位結紮術《こういけっさつじゅつ》」があり、現在主流の血管内治療には「レーザー治療」と「高周波治療」があります。

それでは、それぞれの治療法について説明しましょう。まず、硬化療法からです。

硬化療法 ——注射による治療——

硬化療法は静脈の中に薬剤を注射して、薬剤の効果で静脈をふさぐ治療です。ふさがった静脈は、皮膚の上から硬くしこりのようにふれるので、「硬化療法」といわれています。しこりは、そのまま残ることはなく、半年ほどたつと自然に吸収されてなくなります。

「硬化療法は再発しやすい」と聞いたことがある人もおられると思います。これは、十数年前に硬化療法が注目されたときに、あらゆる静脈瘤が硬化療法で治るのではないかと考えられ、それまで手術をしていたような進行した静脈瘤にまで硬化療法が行われ、その結果、再発が多く起こったために、そのような誤解が生じてしまいました。

実際は、硬化療法に適した静脈瘤と適していない静脈瘤があり、適した静脈瘤に行えばじゅうぶんな効果が期待できます。硬化療法に適した静脈瘤は、比較的軽症の網《あみ》目《め》状静脈瘤《じょうじょうみゃくりゅう》、側枝《そくし》型静脈瘤《がたじょうみゃくりゅう》やクモの巣状静脈瘤などです（くわしくは22ページを参照）。それ以外にも、軽度の伏在型静脈瘤《ふくざいがたじょうみゃくりゅう》（くわしくは21ページを参照）や手術後に再発した静脈瘤に適します。また、麻酔が必要なく、体への負担が軽い治療法なので、お年寄りや狭心症《きょうしんしょう》（心臓の筋肉の血液不足で起こる病気）、心筋梗塞《しんきんこうそく》（心臓の血管がつまって起こる病気）などの合併症がある人にも適した治療法です。

● フォーム硬化療法

硬化療法は、日本では１９９１年ごろから盛んに行われるようになりましたが、前述のように再発が多く起こったため、しだいにあまり行われなくなりました。しかし、２０００年ごろに従来の硬化療法に替わって「フォーム硬化療法」という新しい硬化療法が開発されました。
これは、硬化剤を空気とまぜて泡状（フォーム）にして行う硬化療法で、従来の硬化療法に比べて薬剤の濃度が薄くても効果が高く、より進行した静脈瘤でも治療することができるようになりました。従来の硬化療法は、フォーム硬化療法と区別するために「液状硬化療法」と呼ばれています。現在では、ほとんどの専門施設で硬化療法はフォーム硬化療法で行われるようになっています。

●硬化療法の実際

硬化療法は、静脈の中に薬剤を注射して、その後に静脈をふさぐために皮膚の上から圧迫します。実際には、まず立った状態で静脈に注射の針を刺します。注射の針は細いので麻酔はしません。通常、3～4ヵ所に注射の針を刺します。注射の針を刺したら横になり、ポリドカノールという硬化剤を静脈の中に注入します。このとき、フォーム硬化療法では硬化剤と空気を1：4～5の割合で勢いよくまぜて、ムース状の泡にしてから注入します。

注入が終わったら、静脈に沿って枕子《ちんし》と呼ばれるスポンジやガーゼを丸めたものを当てて、その上から弾性《だんせい》包帯を巻いたり、弾性ストッキングをはいたりして、静脈を圧迫してしっかりとふさがるようにします。圧迫の期間は治療を行う医療機関によって違いますが、おおむね3～4週

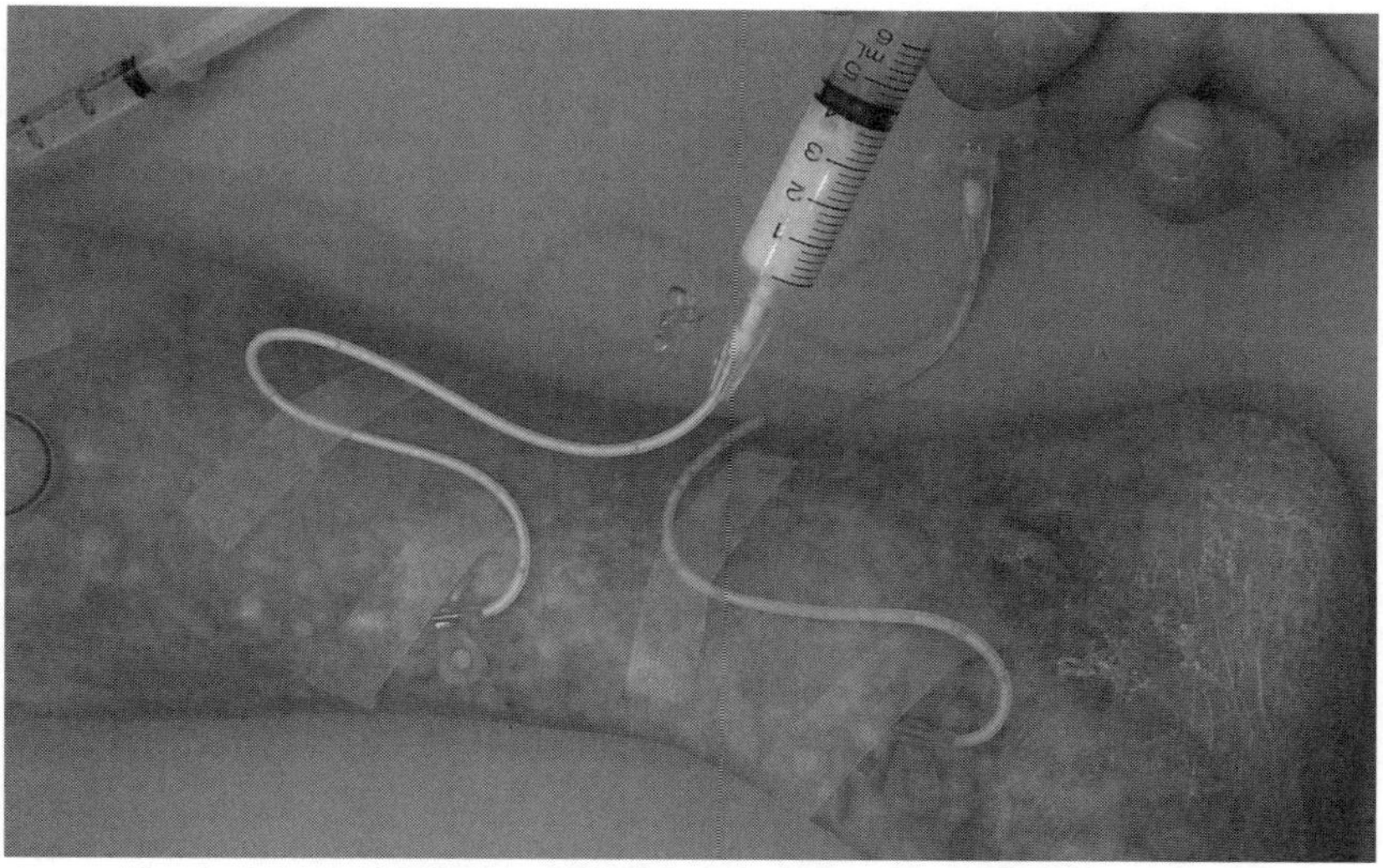

ムース状にした硬化剤を注射して静脈をふさぐフォーム硬化療法

間になります。

硬化療法直後は赤黒い皮下《ひか》出血が起こりますが、1〜2週間で自然に吸収され消えます。5日から1週間たつと静脈瘤が硬くなり、少し痛むようになります。それに引き続いて、静脈に沿って茶色い色がつきます（色素沈着）。この時期、多くの人が、静脈瘤が治療前より盛り上がって大きくなり、痛みを伴《ともな》うため心配します。しかし、これが硬化療法後の正常な経過です。逆に硬くならない場合は、効果があまり出ていない可能性があります。

治療後1ヵ月ぐらいすると、硬くなった静脈瘤がコリコリとしこりのようにふれるようになり、押すと軽い痛みがある状態になります。固まった静脈は、この後少しずつ吸収されて小さくなりますが、消えるのには約6ヵ月かかります。同様に、色素沈着も少しずつ薄くなりますが、消えるのには1~2年程度かかります。うっすらと色が残る場合もあります。

●硬化療法の合併症

フォーム硬化療法の治療直後に急にセキが出たり、目がチカチカしたり、目の前が暗くなったりすることがあります。これは、空気を含んだ薬剤が肺や脳の血管に流れ込むことによって起こります。通常は一時的なもので、足を高くして15分ほど安静にしていれば自然におさまります。

また、硬化療法後に静脈瘤はしこりとなって多少痛みますが、まれに真っ赤になって痛みが強く出る場合があります。これは「血栓性《けっせんせい》静脈炎《じょうみゃくえん》」といって、静脈瘤の中にできた血のかたまり（血栓）によって起こる炎症です。強い痛みは1週間ぐらいで自然におさまりますが、炎症の跡が茶色に強く残ることがあるので、このような場合は、治療を受けた医療機関に早めに相談しましょう。

そのほかに、重大な合併症として脳梗塞《のうこうそく》（脳の血管がつまって起こる病気）、深部《しんぶ》静脈《じょうみゃく》血栓《けっせん》症《しょう》（エコノミークラス症候群《しょうこうぐん》）や皮膚潰瘍《かいよう》などがありますが、これらはごくまれです。

なお、気管支《きかんし》ぜんそくがある人、経口《けいこう》避妊薬《ひにんやく》（ピル）、そのほかのホルモン剤、ステロイド剤（副腎皮質《ふくじんひしつ》ホルモン剤）や一部の骨粗鬆症《こつそしょうしょう》（骨の中がスカスカになる病気）の薬を内服している人、過去に深部静脈血栓症と診断された人は、硬化療法を受けられない場合があるので、治療を希望するときは医師とよく相談してください。

硬化療法は体への負担が少なく、外来で短時間で治療ができます。しかし、硬化療法に適した静脈瘤と適していない静脈瘤があること、治療後のしこりや色素沈着が消えるのには半年から1年以上の時間がかかることを念頭に置いて、治療を受けるかどうかを考えましょう。

ストリッピング手術――血管を引き抜く手術――

ストリッピング手術は、弁がこわれて働きが悪くなった静脈をストリッパーというワイヤーで引き抜く方法です。静脈を引き抜いても、足にはたくさんの静脈が走っているので、血液の流れに支障をきたすことはありません。ストリッピングとは英語で「むく」「はぎ取る」を意味する「strip《ストリップ》」からきています。100年以上前から行われている下肢静脈瘤の根治《こんち》手術です。主に伏在型静脈瘤を治療するときに行われます。

●ストリッピング手術の実際

足のつけ根とひざ、あるいは足首の2ヵ所を小さく切開し、切開した部位から静脈の中に細いワイヤー（ストリッパー）を入れて、もう一方の切開した部位から引き出し、そこで静脈とストリッパーを糸で結びます。そして、ストリッパーを強く引っぱって、ストリッパーに結びつけられた静脈をいっしょに引き抜きます。静脈を引き抜いたら、出血しないようにしばらく手で圧迫してから、切開した傷を縫って足に包帯を巻きます。

静脈を引き抜くときに強い痛みが伴うため、腰椎《ようつい》麻酔や全身麻酔で行われ、手術後に出血する可能性もあるので、手術後はしばらく安静が必要になります。そのため、以前は1週間から10日程度の入院が必要でしたが、最近は麻酔や手術法の進歩により、多くの医療機関で2～3日の入院ですむようになっています。さらに、ＴＬＡ麻酔という特殊な局所麻酔や神経ブロック麻酔によって、日帰りでストリッピング手術を行う専門の医療機関もふえています。

手術直後は、静脈を引き抜いた太ももに皮下出血が起こりますが、約3週間で自然に吸収されて消えます。静脈を引き抜いたあとの痛みはそれほど強くありませんが、切開した傷の痛みはしばらく続きますので、5日から1週間程度は鎮痛剤の服用が必要です。また、合併症を防ぎ手術後のむくみを予防するために、1ヵ月間は弾性ストッキングを着用します。

ストリッピング手術

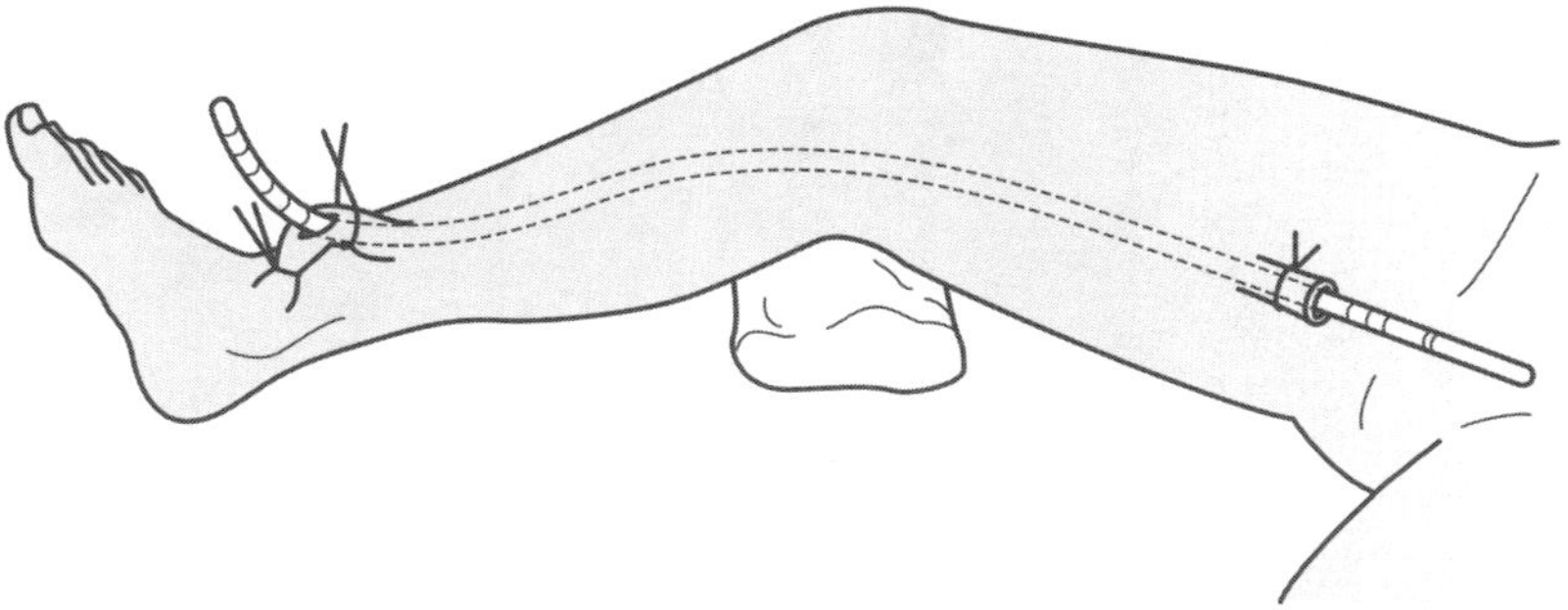

①　足のつけ根とひざ、あるいは足首の2ヵ所を小さく切開し、切開した部位から静脈の中にストリッパーを入れて、もう一方の切開した部位から引き出し、そこで静脈とストリッパーを糸で結ぶ

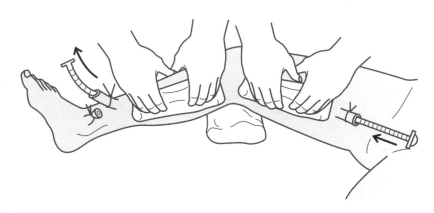

②　ストリッパーを強く引っぱって、ストリッパーに結びつけられた静脈をいっしょに引き抜く

退院後、仕事はデスクワークならすぐに始められますが、重労働や長時間の立ち仕事の人は、しばらくの間、仕事の時間を短縮するなどの配慮が必要です。完全に元の生活に戻る時期は、治療を受けた医師と相談して決めます。

●ストリッピング手術の合併症

「血管を引き抜く」と聞くと、なんだか危険で痛そうな手術のような気もしますが、基本的には安全な手術です。

血管を引き抜くと「しびれが出る」「神経を傷つける」などの話を聞いたことがあるかもしれません。これは、ストリッピング手術後の代表的な合併症である「神経障害」のことです。引き抜く伏在静脈のすぐそばには「伏在神経」という神経が通っており、血管を引き抜くときに、この神経を傷つけてしまう場合があります。すると、足首のあたりやくるぶしの上の感覚が鈍くなります。自分の手でそこをさわっても、他人の足をさわっているような感じになります。

いったん神経障害が起こるとなかなか回復しませんが、約半数の人は1年以内に回復し、回復しなかった人もほとんどの場合は気にならなくなります。もちろん、足が動かなくなったり、仕事や運動に支障をきたしたりすることはありません。昔は、ストリッピング手術後に神経障害はよく起こっていたのですが、最近では、神経障害を起こしやすいひざ下の静脈を引き抜かない「選択的ストリッピング手術」が主流ですので、以前よりも神経障害が起こることはずっと少なくなっています。

それ以外の合併症としては、深部静脈血栓症、皮下血腫《ひかけつしゅ》、傷の化膿《かのう》やリンパ瘻《ろう》などがありますが、比較的まれであり、生命に危険が及ぶようなことはまずありません。また、硬化療法と同様に手術を受けられない場合があるので、注意が必要です。

現在では血管内治療が主流になっていますが、ストリッピング手術は、いまだに下肢静脈瘤の根治治療として非常に有効な治療法です。熟練した医師が行えば、安全で体への負担もそれほど大きくなく、ストリッピング手術に適している静脈瘤もあるので、治療を受けるときは担当の医師とよく相談してください。

高位結紮術——血管をしばる手術——

高位結紮術とは、足のつけ根を切開して静脈を糸でしばることにより、血液の逆流をせき止め

高位結紮術

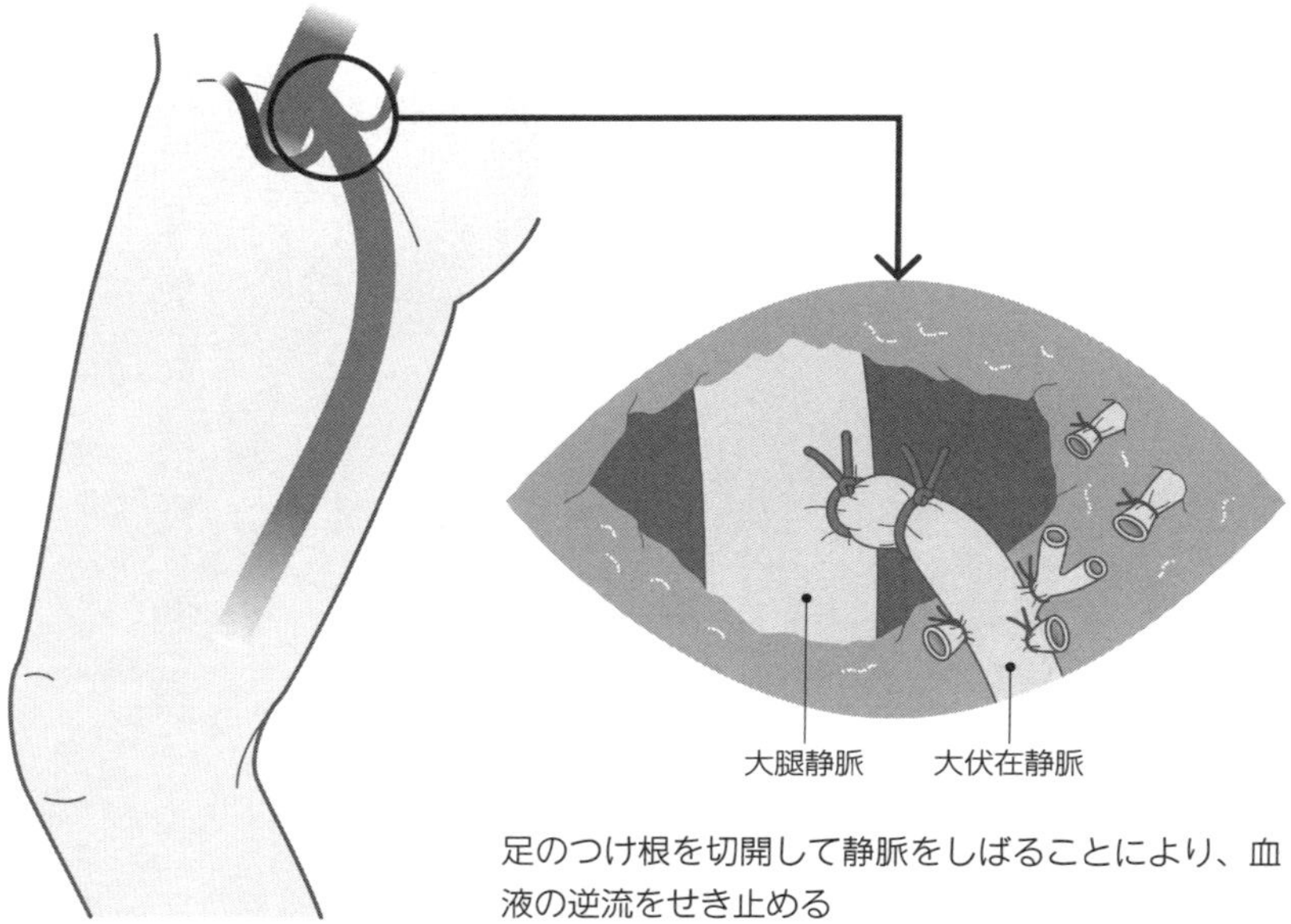

足のつけ根を切開して静脈をしばることにより、血液の逆流をせき止める

る方法です。よく「しばる手術」「結ぶ手術」といわれるのがこの手術です。足のつけ根だけではなく、何ヵ所かを切開してしばる場合もあります。足のつけ根で血液の逆流を止めると、静脈瘤は数ヵ月かけて徐々に小さくなり、さまざまな症状も軽くなります。残った静脈瘤が気になるようなら、後日、硬化療法を追加して消失させます。

高位結紮術は、足のつけ根を数センチ切開するだけなので、局所麻酔で15分程度ですみます。健康保険が適用され、１９９０年代後半の日帰り手術といえば、高位結紮術のことでした。

●再発しやすい高位結紮術

高位結紮術は日帰り手術として盛んに行われていましたが、再発の多いことがしだいにわかってきました。10年間で37～56％の再発が起こると報告されています。足のつけ根で静脈の根元をしばるだけなので、太ももの静脈が残っており、時間がたつとそこに静脈がつながり、けっきょく、再発してしまうのです。

再発を防ぐために、1ヵ所でなく何ヵ所も静脈をしばったり、硬化療法を同時に行ったりする工夫がされました。しかし、局所麻酔でストリッピング手術ができるようになり、血管内治療も登場したため、わざわざ複雑な手術を行う意味がなくなり、現在、高位結紮術はほとんど行われなくなっています。

血管内治療 ——レーザー治療と高周波治療——

血管内治療は、静脈を引き抜く代わりに、細いカテーテルを血管内に入れて内側から焼いてふ

2種類の血管内治療

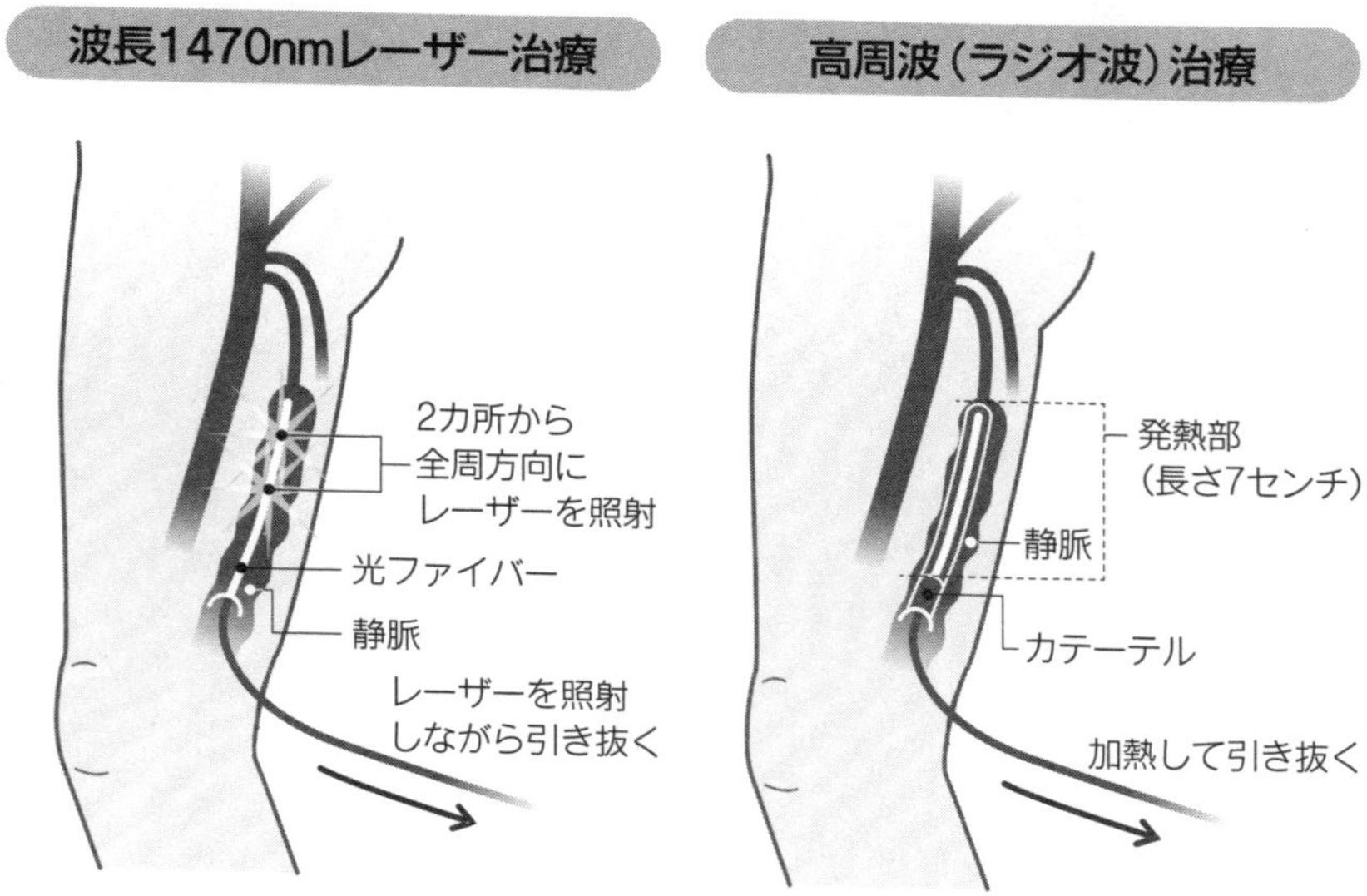

さぐ方法です。焼く治療なので「血《けつ》管内焼灼術《かんないしょうしゃくじゅつ》」とも呼ばれます。レーザーを使う方法と高周波（ラジオ波）を使う方法の2種類があります。

静脈を引き抜かずにそのまま焼くだけなので、局所麻酔で治療ができ、細いカテーテルを入れる小さな穴しか必要ないため、傷跡がほとんど残りません。もちろん、入院はまったく必要なく、約30分で日帰り治療ができます。欧米では2000年ごろから普及し、日本でも2011年に「波長980nm（ナノメーター）レーザー」による血管内レーザー治療が健康保険の適用となり、外科治療の主流となっています。

●血管内治療のメリット

レーザー治療や高周波治療の最大のメリットは、入院が必要なく日帰りできるだけではなく、自宅に戻ったらすぐに日常生活に戻れることです。下肢静脈瘤は、忙しくて仕事や家事を長期間休めない人ほど症状が強く重症化しやすいので、これらの血管内治療によって多くの静脈瘤の患者さんが恩恵を受けると考えられます。

血管内治療後は、自宅に戻っても安静にしている必要はありません。血栓予防のためにも翌日から近所を散歩するなど、足を動かすようにしたほうがよいでしょう。

治療1～2日後からシャワーを浴びることができます。事務系の仕事なら治療当日からでも可能ですが、立ち仕事や体を動かす仕事なら2～3日後からになります。治療の4～5日後からは自転車に乗れますが、ジョギングやスポーツジムなどで行う運動は1～2週間後から始めることができます。

●血管内レーザー治療の実際

それでは、血管内レーザー治療は実際にどのような治療なのでしょうか。

まず、皮膚の上から超音波検査装置（エコー）で静脈を見ながら、細い針を静脈の中に刺し込みます。静脈の中に入れた細い針の穴から、レーザー光を導く光ファイバーを静脈の中に入れ、足のつけ根まで誘導します。次に、静脈のまわりにTLA麻酔という特殊な局所麻酔をして、レーザーの照射を開始します。エコーで静脈の焼け具合を確認しながら、光ファイバーを足元に向かって引っぱっていくと、静脈は足のつけ根から焼けてふさがっていきます。光ファイバーの先が皮膚の近くまできたらレーザーの照射をやめて、光ファイバーを静脈の中から引き抜いて、レーザー治療は終了です。

通常は、レーザー治療に引き続いて、ボコボコと目立つ静脈瘤を、スタブアバルジョン法という特殊な方法で切除します。スタブアバルジョン法は、特殊な器具を使って1~2ミリの傷から静脈瘤を切除するので、傷跡はほとんど目立ちません。

これらの治療はすべて局所麻酔でできるため、手術が終わったらすぐに起き上がって歩くことができます。治療後はストリッピング手術と同様に、弾性ストッキングを1ヵ月間着用します。

●レーザー治療は痛い治療か

血管内レーザー治療のメリットは、なんといっても体への負担が少なく、治療後の痛みや皮下出血がほとんどないことです。ところが、血管内レーザー治療が始まったばかりの2000年ごろは、治療後、3~5日たつと静脈を焼いた場所に強い痛みや、つっぱり感や皮下出血の起こることが非常に多く、問題となっていました。そのため、新しいレーザー装置が次々と開発されました。

最初に開発されたレーザーは波長810nmのレーザーでしたが、その後、波長980、1320、1470、2000nmのレーザーが次々と開発され、治療に応用されていきました。

そもそもレーザーにおける「波長」とは何なのでしょうか。レーザーとは、均一の波長を持った電磁波《でんじは》です。電磁波とは一種の波で、波と波の間の距離を波長といい、その性質は波長によって異なります。たとえば、目に見える可視光の範囲では、410nmでは紫、680nmでは赤というように波長によって色が違います。

血管内レーザー治療では、水に吸収されやすいかどうかが最も重要で、波長が長いほど、つまり、数字が大きいほど水に吸収されやすくなります。波長810〜2000nmの順番に、水に吸収されやすいレーザーとなっています。それならば波長2000nmがいちばんよいかというと、必ずしもそうではなく、「適度な」水への吸収が必要であり、現在では、波長1470nmのレーザーが血管内レーザー治療に最も適したレーザーだといわれています。

レーザーの波長以外で大切なのが、レーザー光を血管の中に届ける「光ファイバー」です。最も一般的な光ファイバーは、ベアファイバーといって、真っすぐな光ファイバーの先端を単純に切ったものです。レーザー光は光ファイバーの先端から集中的に照射されるので、高い熱が発生して焼けこげをつくったり、静脈に穴が開いたりしてしまいます。それに対して、新しく開発された「ラディアルファイバー」は、光ファイバーの先端にプリズムがついていて、光ファイバーの側面から360度リング状にレーザー光が照射されます。ラディアルファイバーは広い範囲にレーザー光が均等に照射されるので、ベアファイバーと違い焼けこげができにくく、静脈に穴も開きません。

●最先端レーザー治療

このラディアルファイバーの改良版である「ラディアル2リングファイバー」と波長1470nmのレーザーを組み合わせた最新の血管内レーザー治療が、2014年に日本で健康保険の適用を受けました。

この最新の治療は、健康保険適用のときに日本で行われた臨床試験で、従来の波長980nmのレーザーに比べ、圧倒的に痛みや皮下出血が少ない結果が出ています。ラディアル2リングファイバーと波長1470nmのレーザーは、世界でも最先端のレーザー装置であり、健康保険適用により、日本は一気に血管内レーザー治療の先進国となりました。

●高周波（ラジオ波）治療

２０１４年には、さらにもう一つ新しい血管内治療が健康保険に適用されています。それが「高周波治療」です。

高周波治療はラジオ波治療ともいわれ、光ファイバーの代わりに先端に電熱線を巻いた細いカテーテルを静脈の中に入れ、電熱線に高周波電流を流して熱を発生させて静脈を焼く治療です。高周波治療は、レーザー治療よりも早く米国で普及した血管内治療です。現在でも米国の血管内治療の４割は高周波治療で行われています。

今回、日本で認可された高周波治療は「クロージャーファースト」といい、従来の高周波治療を改良した最新型の治療装置です。クロージャーファーストによる高周波治療は、一度に７センチずつ静脈を焼くことができるので、治療が非常に短時間で終了します。米国で行われた臨床試験でも、波長１４７０nmのレーザーと同様に治療後の痛みや皮下出血が非常に少なくなっています。

●高周波治療の実際

高周波治療のやり方は、レーザー治療とほぼ同じです。皮膚の上からエコーで静脈を見ながら細い針を刺し、専用のカテーテルを足のつけ根の静脈まで入れ、静脈のまわりにＴＬＡ麻酔をします。次に、高周波発生装置にカテーテルをつないで静脈を焼いていきます。装置を１回動かすと、カテーテルに高周波電流が20秒間流れます。カテーテルの先端には温度センサーがついていて、温度が１２０℃になるように自動的に電流の強さは調節されます。20秒たつと自動的に装置が止まるので、カテーテルを７センチ引き抜いて、同じことをくり返します。高周波治療では、レーザー治療と違い、カテーテルを引き抜きながら静脈を焼くのではなく、７センチずつ静脈を焼いていきます。皮膚の近くまできたらカテーテルを引き抜いて高周波治療は終了です。

その後は、レーザー治療と同様に目立つ静脈瘤をスタブアバルジョン法で切除します。治療はすべて局所麻酔で行い、治療後はストリッピング手術やレーザー治療と同様に、弾性ストッキングを１ヵ月間着用します。

●レーザー治療と高周波治療のどちらがよいのか

レーザー治療と高周波治療どちらがよい治療なのでしょうか。答えは「どちらもよい」です。従来のストリッピング手術と比べると、レーザー治療も高周波治療も局所麻酔だけで治療ができ、傷跡も小さいので、どちらもよい治療です。しかし、最初に健康保険適用された「波長９８０nmレーザー」によるレーザー治療は、安全性には問題がありませんが、新しい「波長

１４７０nmレーザー」と比べると痛みや皮下出血が多く起こります。「波長１４７０nmレーザー」によるレーザー治療と高周波治療は、痛みや皮下出血がほとんど起こらないので、受診された医療機関でどちらかの装置が採用されていれば、どちらの治療を受けられてもよいと思います。

●血管内治療の合併症

血管内治療は、局所麻酔だけで行うことができるため、基本的に安全な治療です。しかし、どんな治療にも共通していえることですが、血管内治療の場合も、確率としては低いものの合併症はゼロではありません。

最も重大な合併症には、深部静脈血栓症があります。これは、焼いた静脈ではなく、もっと深いところにある静脈に血栓ができるものです。まれに、血栓が肺に飛び、肺血栓塞栓症《はいけっせんそくせんしょう》になることがあります。この場合は、１~２週間入院して血栓を溶《と》かす治療が必要となりますが、血管内治療後の１０００~２０００人に１人の割合でしか起こりません。

それ以外の合併症としては、ストリッピング手術と同様に、皮下血腫、傷の化膿やリンパ瘻などがありますが、いずれもまれです。

根本的な治療がむずかしい場合

ここまで紹介した硬化療法や血管内治療は、体の負担が少なく日帰りの治療なので、お年寄りでも安全に治療することができます。しかし、次のような人は治療がむずかしかったり、すぐに治療を受けられなかったりする場合があります。くわしくは専門の医療機関に相談してください。

❶深部静脈血栓症になったことがある

これまでに深部静脈血栓症、肺血栓塞栓症やエコノミークラス症候群と診断されたことがある人は、治療を受けたときに新たな血栓が誘発される可能性が非常に高いので、基本的に硬化療法、手術や血管内治療を受けることができません。

❷ホルモン剤・ステロイド剤を服用している

ホルモン剤やステロイド剤を服用していると、静脈に血栓ができやすくなります。これらの薬を飲んでいる間は根本的な治療を受けることができません。しかし、過去に服用していたが現在は服用していない場合は問題はなく、現在服用していても、いったん内服を中止して1ヵ月以上たてば大丈夫です。ホルモン剤やステロイド剤が中止できるかどうかは、主治医に相談してください。

ホルモン剤は、女性の病気である月経不順、子宮内膜症《しきゅうないまくしょう》、子宮筋腫《しきゅうきんしゅ》や乳ガンなどの治療に主に使用され、避妊に使われるピルもホルモン剤です。男性でも前立腺《ぜんりつせん》ガンの治療にホルモン剤が使われる場合があるので、注意が必要です。ステロイド剤は、関節リウマチを含む膠原病《こうげんびょう》などで使用されますが、内服でなくステロイド軟膏《なんこう》を皮膚にぬっているだけなら問題ありません。

❸そのほかの場合

妊娠中の人は、出産が終わるまで治療はできません。妊娠中は弾性ストッキングで進行や症状を抑えることになります。また、動脈硬化症で足の血流が悪くなっている人、寝たきりの人やひどい感染症のある人も治療が受けられない場合があります。

治療してもすぐ再発するのか

下肢静脈瘤の治療の説明をするときに、患者さんが心配されるのは「再発」のことです。もし、

「また出てくるのですか」「手術しても再発するのでは」とたずねられた場合、答えは「はい」です。

●静脈瘤の再発は怖くない

下肢静脈瘤は、遺伝や体質に加えて生活環境によって起こったり、悪くなったりする病気です。したがって、いまある静脈瘤を治しても、ほかの静脈が新たに静脈瘤になるのを防ぐことはできません。

しかし、きちんと診断をして根本的な治療を行えば、そう簡単には再発はしません。少なくとも治療後1～2年で、元の状態に戻ってしまうことはありません。何より、現在、静脈瘤によって困っているのであれば、まず治療を行うべきであり、再発に関してはあとで考えればよいのです。

確かに昔は、診断技術が進んでいなかったので、手術を受けてもあまりよくならなかったり、すぐに再発したりすることがありましたが、現代の医療技術であれば、そのようなことはまずありません。また、「再発」というとガンの再発が頭に浮かぶ人は多いでしょう。ガンは再発すると助からないことが多いですが、静脈瘤の場合は、再発しても死ぬことはないうえに、何回でも治療することができます。

うか。

●再発を防ぐには

そうはいっても、再発をしないにこしたことはありません。再発を防ぐことはできるのでしょうか。

先ほど述べたように、下肢静脈瘤の発生には、遺伝、体質や生活環境が大きくかかわっています。遺伝や体質は変えることはできませんが、生活環境や生活習慣は変えることができます。したがって、治療を受けたあとは、これまでの自分自身の生活を振り返り、なりやすいサイクルを断ち切ることが大切です。

第1章でも述べたように、下肢静脈瘤に最もなりやすいのが、長時間の立ち仕事をしている人です。仕事中は小まめに休憩をとって、つま先立ち体操（くわしくは52ページを参照）などのセルフケアを行ったり、予防的に弾性ストッキングをはいたりしましょう。

歩く習慣があまりなかった人は、ウオーキングをしたり、バスに乗るなら一つ先の停留所まで歩いたりしましょう。事務仕事で座っている時間の長い人は、足を高くする、まめに足首を動かす体操をするなど、ちょっとした工夫でかまいません。小さなことでもコツコツやれば、再発を予防することができます。

日帰り血管内治療の実際

56歳の主婦・中野喜美子《なかのきみこ》さん（仮名）は、妊娠を機に発症した下肢静脈瘤を日帰りの血管内治療で治した患者さんです。

中野さんは20歳代で最初のお子さんを妊娠しているときに、足にコブができていることに気づきました。産婦人科の主治医に相談すると「出産すれば治る」といわれたそうです。確かに出産後、コブは目立たなくなりました。しかし、その後、2人め、3人めのお子さんを妊娠・出産すると、コブは完全には消えず、徐々に大きくなってきました。

それからは子育てに忙しかったため、足の状態に気を取られる余裕もありませんでした。40歳代になると、しだいに足のむくみが気になるようになり、コブの範囲も広がってきました。50歳代になるとコブのあたりにかゆみが出てきたため、専門医を受診しました。専門医での診断では典型的な伏在型静脈瘤で、軽い皮膚炎も起こしているといわれ、治療をすすめられました。そして、ご家族に相談のうえ、日帰りでできる「血管内レーザー治療」を受けることにしました。

治療中は痛みもなく、30分ほどで終了し、着替えをしたらそのまま電車で家に帰ることができ

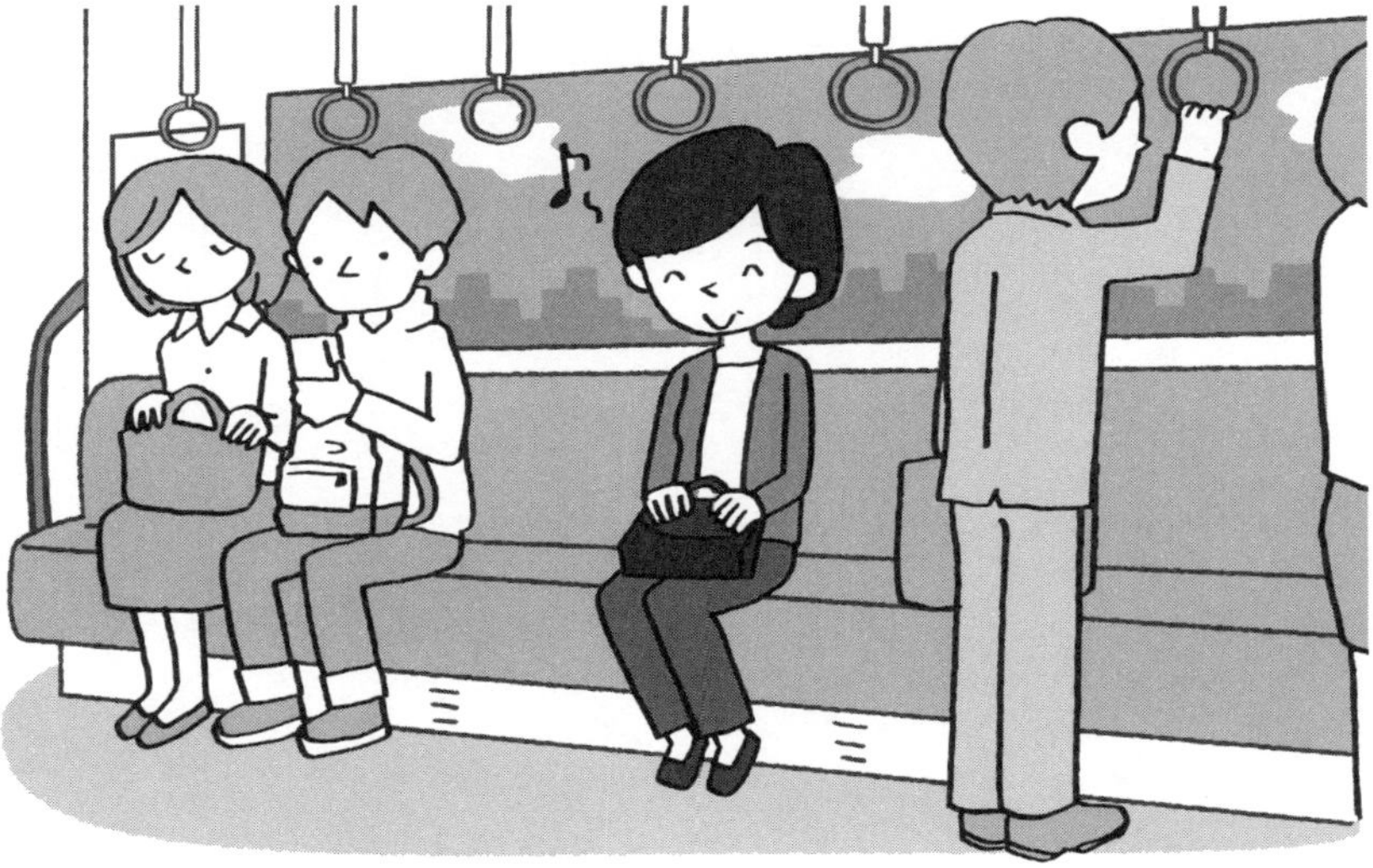

手術が終わったらそのまま家に帰ることができた

ました。翌日に傷のチェックに受診したあとは、1ヵ月もすると静脈瘤はきれいに消え、足のむくみやだるさが完全になくなりました。弾性ストッキングは治療後1ヵ月間だけはきました。

現在、中野さんは、家事などの立ち仕事の合間に小まめに休憩をしたり、ゴキブリ体操（くわしくは64ページを参照）などのセルフケアをとり入れたりして、再発予防を心がけながら暮らしています。

いかがでしょうか。「そう、そう」とご自分に当てはまる人も多いのではないでしょうか。

私の外来を受診される患者さんの多くは、長い間静脈瘤で悩んだり、心配で不安に過ごされたりしています。そのなかには、現在の自分の足の状態と静脈瘤に関する正しい知識を知るだけで、不安が解消して安心して帰られる人もいますし、セルフケアで下肢静脈瘤を予防したり、進行を防いだりしている人もいます。

しかし、ある程度進行して症状があったり、皮膚炎を起こされていたりする人は、本章で紹介したような治療で根本的に治療することもできます。一人で悩まずにまずは専門医を受診して、正しい診断を受けてください。

第4章

間違いだらけの専門医選び

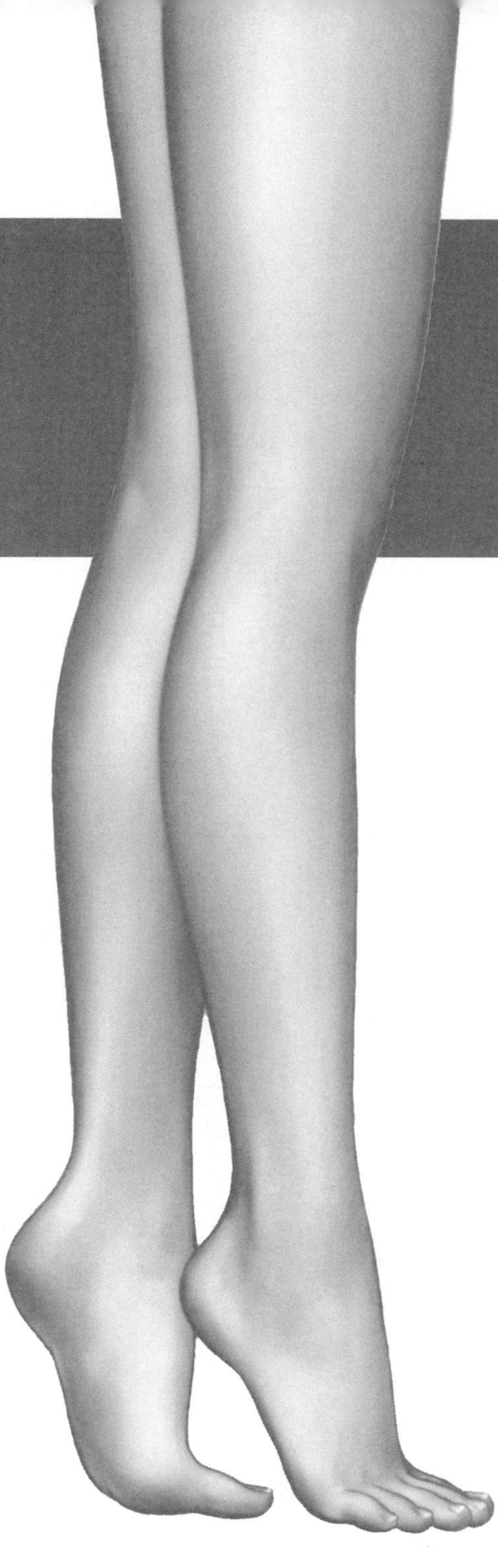

不安ならば専門医にかかろう

第2章では下《か》肢《し》静《じょう》脈《みゃく》瘤《りゅう》のセルフケア、第3章では医療機関で行う硬《こう》化《か》療《りょう》法《ほう》や血管内治療について説明しました。

それでは、どのようなときに医療機関を受診するべきなのでしょうか。また、どのような医療機関を受診するべきなのでしょうか。さらに、医療機関を受診したときに、どのような検査や診察が行われるのでしょうか。第4章では、これらの疑問にお答えしたいと思います。

第1章で説明したように、下肢静脈瘤は良性の病気で、どんなに悪化しても治療すれば治ります。手遅れになることはありません。ですから、医療機関を受診するのは、「何年も前から足のコブがあるのは知っていたけど、家族に指摘されて急に不安になった」「長時間立っていると足がだるくてつらい。静脈瘤が隠れているのではないか」など、不安になったときでかまいません。「軽い静脈瘤なのに受診したら医師に怒られてしまうかも」「足の症状はあるけど、静脈瘤のせいかどうかわからない」と思われるかもしれません。しかし、静脈瘤が重いか軽いか、足のだるさが静脈瘤のせいかどうかは、一般の人にはわからなくて当然です。それをきちんと診断して明らかにするのも、私たち医師の役目なのです。診断の結果、静脈瘤でなかったり、治療が必要でなかったりした場合は、そのことをきちんと説明し、別の病気の可能性がある場合は、適切な診療科を紹介します。

足の症状で悩んだり、不安に思っていたりするのであれば、悩むより思いきって専門医を受診したほうが、不安は解消され、足のためにも、心の健康のためにもなります。

間違いのない専門医の選び方

●下肢静脈瘤の専門医はいない！

専門医を受診するといっても、下肢静脈瘤の専門医はどこにいるのでしょうか。一般に、内科専門医、外科専門医などは学会が厳しい基準を設けて認定しており、医療法上も広告に載せることができる公式の資格です。しかし、実は「下肢静脈瘤専門医」は公式には存在しません。もし、これまで目にしたことがあるならば、それはその医師が勝手に名乗っているだけで、非公式なものになります。ですから、下肢静脈瘤の専門医というのは、下肢静脈瘤を専門に治療している、あるいは治療の経験が豊富であるという意味になります。

●下肢静脈瘤はどの科にかかればよいのか

通常、下肢静脈瘤を診察するのは、心臓血管外科あるいは血管外科ですが、一部の皮膚科、形成外科でも診察を行っています。ただし、これまではほかの多くの病気といっしょに診察を行っていたため、片手間の印象はぬぐえませんでした。

しかし、下肢静脈瘤の日帰り手術が普及してきたことを機に、最近では、都心を中心に下肢静脈瘤を専門に治療するクリニックや病院がふえてきました。病院なら「下肢静脈瘤センター」という名称で併設されたり、クリニックなら「○○血管外科クリニック」「○○（下肢）静脈瘤クリニック」などの名称をかかげたりするところが多いようです。

下肢静脈瘤専門の医療施設がふえたのはよいことなのですが、センターと名付けただけで、やはり心臓血管外科の医師が片手間に診療を行っていたり、アルバイトの医師が来ているだけだったりする場合も多く、さらには、まったくの専門外の科の医師が診察を行っている場合もあり、まさに玉石混交《ぎょくせきこんこう》なのが現状です。

●下肢静脈瘤の専門医はどこにいるのか

では、どのようにして専門医を見つければよいのでしょうか。

真っ先に思いつくのはインターネットでしょう。「下肢静脈瘤」で検索すると、多くのクリニックや病院が表示されます。「まったく痛みがない」「切らない治療」「傷跡がない」「日本一」などの宣伝文句が並び、実際にどこがよいのか判断に困ります。通常、医療機関の広告は厳しく規制されており、根拠のない「日本一」「最新」「痛みがない」といった表現や手術前後の写真を掲載してはいけないことになっています。しかし、現時点では、ホームページは広告とみなされておらず、法律の規制を受けないため、このような状態になっているのです。

そのため、ホームページの情報は、その医療機関の場所、診療時間や医師の経歴以外はあまりあてになりません。また、いまはやりのまとめサイト、下肢静脈瘤情報サイトや口コミサイトなども、よく見ると特定の医療機関が作成した、いわゆる「ステルスマーケティング」（消費者に宣伝と気づかれないように宣伝行為をすること）の場合がほとんどです。下肢静脈瘤の治療に関係する企業や製薬会社のホームページは信頼できますが、どこがよいかどうかはわかりません。

●テレビや雑誌で紹介されていれば安心か

それでは、テレビや雑誌で紹介されている医療機関はどうでしょうか。私自身もマスコミなどで紹介されることがありますが、実はマスコミの記事には、マスコミから取材の依頼がある場合と、タイアップ広告として企画される場合の2種類があります。テレビの美容整形のビフォー・アフター番組などがタイアップ広告の代表ですが、一般の人には見分けるのがなかなかむずかしいと思います。

タイアップ広告の場合、雑誌や新聞の記事では有名人との対談や学会の取材を装っている場合が多く、「企画特集」「広告特集」と隅のほうに小さく書かれています。テレビの場合は、有名人が患者として実名で登場している場合や、「放置すると血栓《けつせん》（血管内にできる血液のかたまり）が飛ぶ」「足の切断になる」など、脅《おど》すような内容の場合は広告の可能性が高くなります。

ここまで読まれた人は、何を信用したらよいか困ってしまうと思います。それでは、どうしたら信頼できる医療機関を見つけることができるのでしょうか。

●あてになるのはかかりつけ医と口コミ

いちばんよいのは、医師にきくことです。持病や健康診断などでかかっているかかりつけ医がいる場合は、その医師にきいてみてください。医師は、以前に下肢静脈瘤の患者さんをほかの医療機関に紹介して、その評判を患者さんから聞いていることが多いので、評判のよい医療機関を紹介してもらうことができます。

また、インターネットで見つけた「ここはどうかな？」と思う医療機関をかかりつけ医に判断してもらうというのも一案です。一般の人と違って、医師ならホームページの内容や担当医師の経歴などから、本当に下肢静脈瘤の専門医かどうかがある程度わかります。

また、知り合いからの口コミも参考になります。実際にかかったことがある人に、診察や治療の内容がどうであったのか直接感想を聞くのは、よい医療機関を探すのにとても役立ちます。

下肢静脈瘤は遺伝性があるので、すでに治療を受けたことがある兄弟姉妹や親戚にきくとよいでしょう。また、立ち仕事の人も同じ職場に下肢静脈瘤の人がいることが多いので、職場の同僚にきいてみてください。さらに、女性客の多い美容院や、足を出すことが多いスポーツクラブなども口コミを探すのに適しています。注意しなければいけないのは、口コミの場合は、あくまでも一般の人の感想なので、医学的に正しい診療が行われているかどうかはわからないことです。あくまで参考意見として聞いてください。

よい専門医とは

かかりつけ医や知り合いにきいて、やっと見つけた専門医が本当によい医師なのか。これは、患者さん自身で判断していただくしかありません。そのときにチェックするべきポイントが三つあります。

❶あまり華美な内装・過剰なサービスでない
❷きちんと診察と検査をする
❸やたらと手術をすすめない

以下に、それぞれのポイントについて説明しましょう。

●あまり華美な内装・過剰なサービスでない

ホテルのような豪華な内装で、受付の女性がひざまづいて対応してくれて、ハーブティーが出

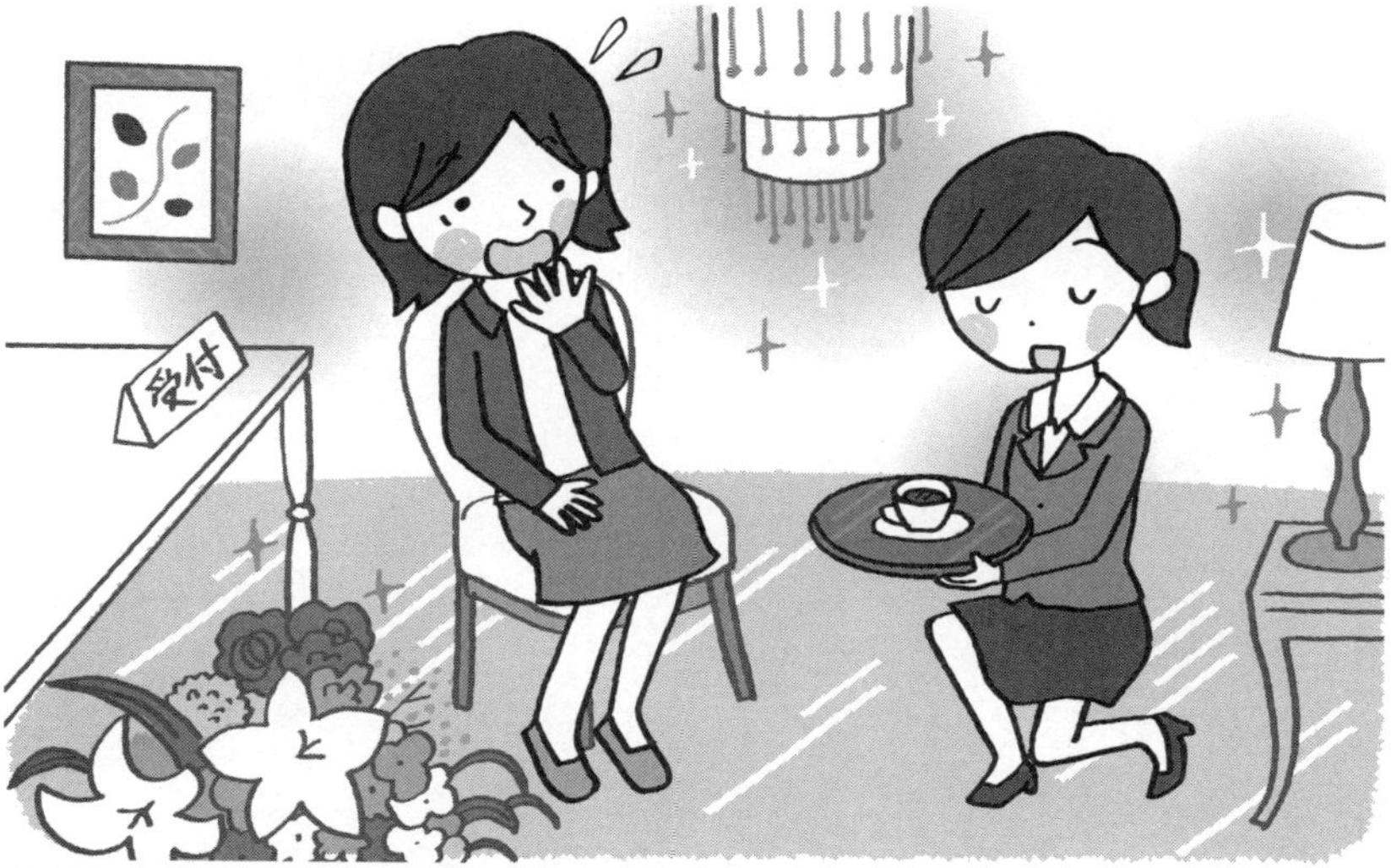

過剰なサービスの費用は高額な治療費によってまかなわれる

てきたり、車で送迎してくれたりするような医療機関があれば、かかりたいと思うのは人情です。

でも、よく考えてください。これが高級レストランだとすれば、内装やサービスがよい分、料理の値段が高くなります。しかし、医療機関の場合、保険診療は日本全国同じ治療費であり、サービス分の費用を別に請求するのは「混合診療」といって、法律で禁止されています。そのため、過剰なサービス分の料金は、本来必要のない手術や自由診療の高額な治療をすすめることによって補《おぎな》われるのです。内装やサービスのよい医療機関がすべてそうだとはいいませんが、常にこのことを念頭に置いて診療を受けられたほうがよいでしょう。

●きちんと診察と検査をする

そもそも下肢静脈瘤の専門医では、どのような診察や検査をするのでしょうか。

初めての診察では、問診《もんしん》、視診《ししん》、触診《しょくしん》および超音波（エコー）検査を行います。

問診では、まず初めに受診の目的をうかがいます。患者さんはさまざまな理由で医療機関を受診されます。なんらかの症状で困っているのか、血栓が飛ぶと聞いて不安なのか、あるいはとりあえず現在の状態を知りたいだけなのか、私たちは受診の目的をうかがって、症状で困っている人にはその解決方法を、不安な人や現在の状態を知りたい人には正しい情報を伝えるように心がけています。

問診の次は、視診と触診を行います。下肢静脈瘤は立っているときに最もふくらんでコブが目立つので、必ず立った状態で診察を行います。患者さんに気になる部位を確認しながら、手でさわって、むくみ、皮膚表面の状態、硬さ、熱感や押すと痛みがあるかどうかなどをチェックします。

診察のとき、あるいは診察の前後にエコー検査を行います。エコー検査は、胆石《たんせき》や心臓の病気で行われるのと同じ、ゼリーをぬる検査です。以前、下肢静脈瘤の検査は、静脈造影検査《じょうみゃくぞうえいけんさ》（ベノグラフィ）といって、静脈に造影剤という薬品を注射してX線写真を撮る検査がよく行われていました。しかし、静脈造影検査は、足の静脈に針を刺すため痛みがあり、造影剤はアレルギー

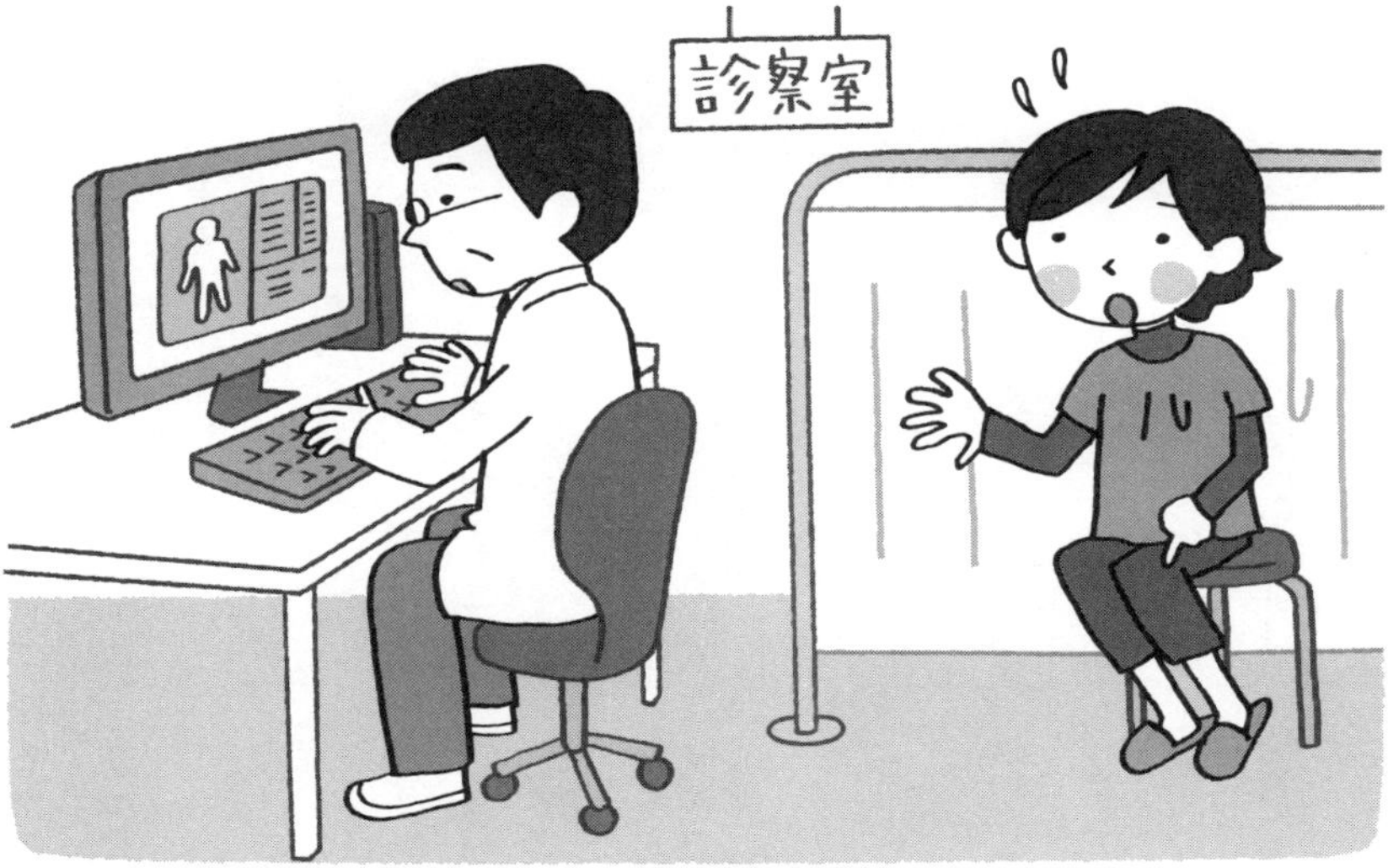

問診や視診、触診をきちんと行わない医師は要注意

を起こしたり、腎臓《じんぞう》に悪影響を及ぼしたりする危険がありました。

その点、エコー検査は、ゼリーをぬって機械を当てるだけなのでまったく痛みはなく、体への影響もありません。また、血液の流れがリアルタイムでわかるため、静脈造影検査より正確な診断ができます。そのため、現在、エコー検査は、下肢静脈瘤の診断には欠かせないものになっています。

よい専門医は、これらを30分から1時間かけてじっくり行います。もし、「問診をきちんとせずに一方的に説明をする」「足をまったく見なかったり、ちらっと見たりするだけで、さわりもしない」、あるいは「エコー検査を行わないか、行ってもわずか数分間だけで、検査後にきちんとした説明がない」

場合、このような診察では、正しい診断や治療を行うことはできません。別の医療期間にセカンドオピニオン（主治医以外の専門的な知識を持った第三者に意見を求めること）をとることをおすすめします。

●やたらと手術をすすめない

初診でひととおりの診察がすんだら、次は今後の治療方針を話し合います。「話し合う」というのは、下肢静脈瘤の場合、ガンや心臓病などの病気のように医師のほうからベストな治療を示すのではなく、あくまでも医師と患者さんが話し合って、治療を行うかどうか、行うならどのような治療を選択するかを決めていくのです。

ガンや心臓病は、治療をしなかったり、治療が正しくなかったりしたら命にかかわります。ところが、下肢静脈瘤は命にかかわることはなく、手遅れになることもありません。ですから、症状がなく見た目が気にならない人は、必ずしも治療する必要はなく、多少困っていても患者さん自身が治療に消極的であれば、治療しないで経過を見ることもできる病気です。また、治療はしたいが手術は怖いという人には、硬化療法のようなそのほかの治療を選ぶこともできます。

要するに、下肢静脈瘤の場合は、「絶対に○○しなければいけない」ということはなく、患者さんの希望に沿って、治療法や治療の時期を選ぶことができるのです。

もし、診察後に「くわしい説明もなくやたらと手術をすすめる」「手術を迷っていたら機嫌が悪くなった」など、納得がいかなければ、あわてて手術を受ける必要はありません。大切なのは、自分の病気をよく理解することです。それから治療を受けるかどうか、どのような治療を受けるか決めればよいのです。そのためには、一にも二にも、医師とじっくり相談しなければなりません。医師選びは、あわてずに、信頼できる医師に出会うまで、根気よく行ってください。

●手術が必要な場合もある

ここまで、下肢静脈瘤の治療は、患者さんの希望による部分が大きいとお話ししてきました。しかし、医師が積極的に治療をすすめる場合もあります。

それは、診察した時点でうっ滞性皮膚炎や潰瘍《かいよう》（くわしくは32ページを参照）を起こしている場合です。

うっ滞性皮膚炎には、表面がザラザラしてかゆくなる湿疹《しっしん》タイプ、茶色い色がつく色素沈着タイプ、脂肪《しぼう》が炎症を起こして硬くなる脂肪皮膚硬化症タイプがあり、これらが単独、あるいは組み合わさって起こります。皮膚炎が起こると、かゆくて困ったり、治療をしても跡が残ったりすることが多いので、根本的な治療を受けることをおすすめします。

また、潰瘍は皮膚の一部が壊死《えし》した状態で、痛むことが多く、出血したり、化膿したりすることもあるので、基本的には治療しなくてはいけません。しかし、放置したとしても足の切断になるようなことはありません。

下肢静脈瘤はすべて保険診療で治療できる

●レーザー治療は自由診療で高額なのか

第3章で説明したように、下肢静脈瘤の根本的治療は「血管内治療」が主流となっています。レーザーを使った血管内レーザー治療は、日本では2002年から始まっていますが、2011年に健康保険に適用されるまでは「自由診療」といって、全額自分で支払わなければいけませんでした。その治療費は、片方の足で約30万円と非常に高額だったので、美容外科系の医師やクリニックが、専門外にもかかわらず下肢静脈瘤専門クリニックを経営するようになりました。

2011年の健康保険の適用までは、血管内レーザー治療は自由診療でしか行えなかったので、自由診療で行うことや治療費が高額なことは、患者さんが説明を受けて納得されていれば、なん

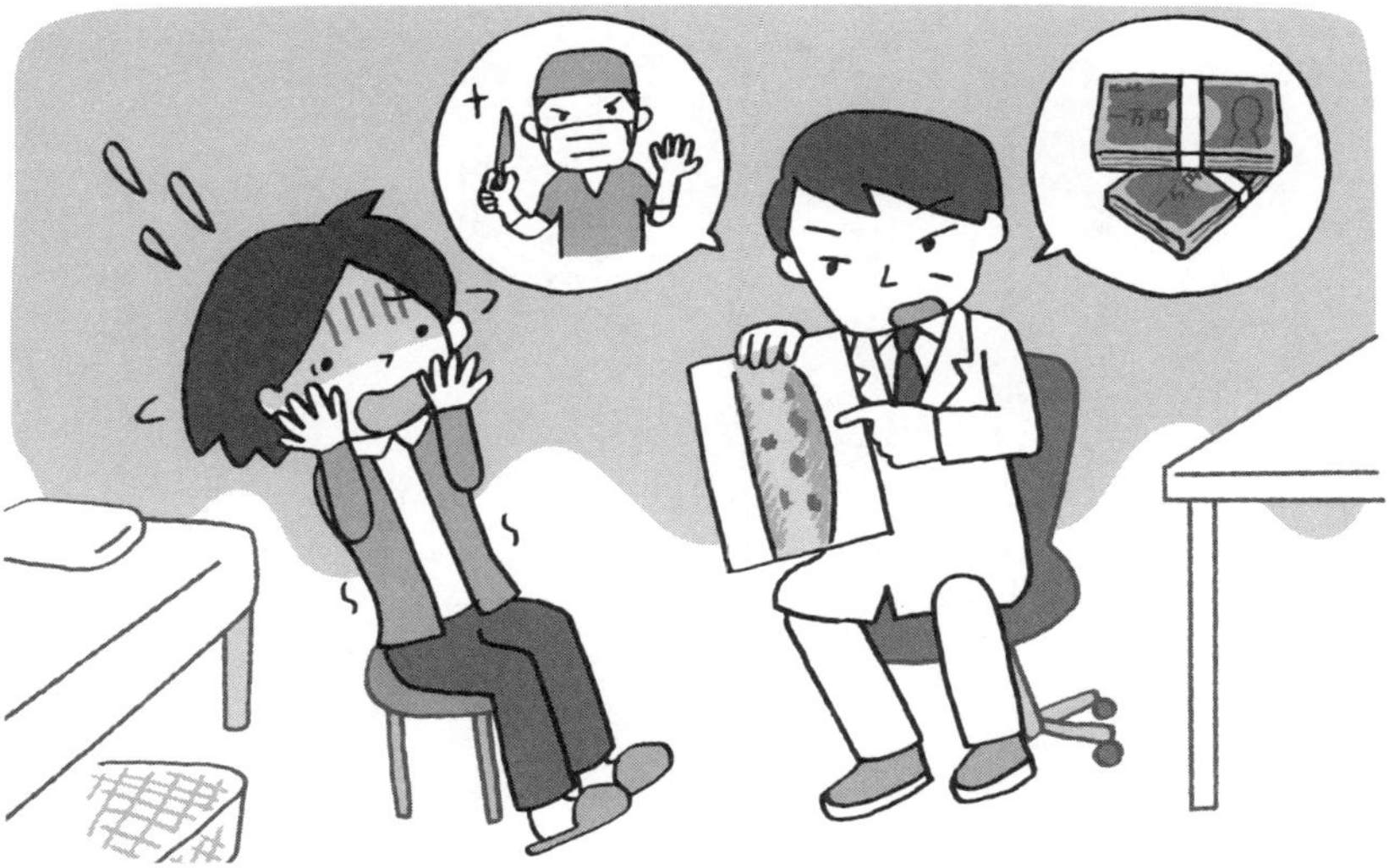

「こんなになってもいいんですか？」

ら問題はありませんでした。ところが、美容外科系のクリニックでは、患者さんの不安をかきたてることで、手術の必要のない患者さんに手術を受けさせるように仕向けることが多く、心配になった多くの患者さんが、セカンドオピニオンを求めて私のクリニックを受診されました。

これらの患者さんに話をうかがうと、軽症のクモの巣状静脈瘤（くわしくは22ページを参照）や症状のない伏在型静脈瘤《ふくざいがたじょうみゃくりゅう》（くわしくは21ページを参照）の患者さんに「このままでは血栓が飛んで死ぬかもしれない」「足を切断しなければいけない」と脅したり、「ほうっておくとこんなになってしまう」といって、うっ帯性潰瘍のグロテスクな写真を見せて不安をあおったりして、手術をすすめていました。また、ストリッピング手術でも安全に治療ができるのに、ストリッピング手術は出血したり足がしびれたりして非常に危険であるような説明をして、レーザー治療をすすめたりしていました。

2011年にレーザー治療が健康保険の適用になると、今度は「保険のレーザーは治療後の痛みが強く、熱くてヤケドのリスクもあります。それよりも自由診療のレーザー治療のほうが安全です」と自由診療をすすめるようになりました。確かに、最初に保険適用された波長980nmレーザーは治療後の痛みが若干強かったのですが、あくまで若干であり、いわれるほど痛みが強いわけではありませんでした。何より、認可されたレーザーより、認可を受けてない自由診療のレーザーのほうが安全なはずがありません。

●保険診療で最新の血管内治療が受けられる

2014年に、最新の「波長1470nmレーザー」によるレーザー治療と「高周波（ラジオ波）治療」が健康保険の適用になり、痛みや皮下出血がほとんど起こらない血管内治療が健康保険で受けられるようになりました（くわしくは96ページを参照）。

私たちも、やっと日本全国で安全な血管内治療が健康保険で受けられるようになったと安心しました。しかし、今度は、保険診療で最新治療が受けられるとホームページで宣伝して、実際に受診すると「複数の静脈が悪くなっているから」「静脈が太すぎるから」「治療の回数がかかる」と、さまざまな理由をつけて自由診療に誘導する医療機関がいまだにあとを絶ちません。

最新の血管内治療が保険適用されているので、すべての下肢静脈瘤は健康保険で安全に治療ができます。自由診療で治療をする必要性はまったくありません。かかりつけ医や知り合いにきいて、「内装やサービスが過剰でない」「きちんと診察・検査をする」「やたらと手術をすすめない」専門医を見つけて、安心・安全な治療を健康保険で受けてください。

おわりに

私が下《か》肢《し》静脈瘤《じょうみゃくりゅう》の治療を始めたころは、患者さんにきちんと向き合って診療する医師も少なく、治療方法の選択肢も少なくて、それはさびしいものでした。

それから比べると、いまは都心を中心に、全国に下肢静脈瘤を専門とするクリニックの看板が見られるようになりました。レーザーや高周波による血管内治療にも健康保険が適用されるようになり、治療の選択肢もふえました。当時を振り返ると、隔世《かくせい》の感があります。

治療技術はさらに進歩を遂げ、いま世界で注目されているのは、血管をレーザーや高周波で焼く代わりに、瞬間接着剤で静脈を閉塞《へいそく》させる方法です。未来の下肢静脈瘤の治療は、焼く治療から焼かない治療に変わろうとしています。

こうした進歩は、患者さんにとっても、また私たち医師にとっても、たいへん喜ばしいことです。しかし、忘れないでいただきたいのは、すべての下肢静脈瘤の患者さんに治療が必要なわけではないことです。

下肢静脈瘤は、軽症を含めると4割以上の人に起こる、とてもありふれた病気です。この人たち全員に治療が必要だと、たいへんなことになってしまいます。症状がなければ治療は必要ありません。軽症の場合は、セルフケアで改善したり、治したりすることができるのです。

「下肢静脈瘤がゴキブリ体操で治るなんて！」「座って足を動かすだけで本当によくなるの？」と、半信半疑で本書を読まれた人も、実際に試して、その効果を実感されたのではないでしょうか。

もちろん、進行した下肢静脈瘤は、専門医にかかり、正しい診断を受け、適切な治療を受けなければいけません。足がかゆい、痛い、むくんでつらいという場合は、ぜひ専門医を受診してください。

本書を読まれた人が、正しい情報を知って不安を解消し、治療が必要な場合は、よりよい治療で下肢静脈瘤から解放されることを願ってやみません。

２０１５年、春暖

著者記す

参考文献

『いきなり名医！これでわかった下肢静脈瘤診療』広川雅之著　日本医事新報社
『下肢静脈瘤血管内レーザー治療』広川雅之著　日本医事新報社
『最新テクニック　下肢静脈瘤の診療』岩井武尚ほか編　中山書店
『下肢静脈瘤硬化療法』伊藤勝朗ほか編　医歯薬出版
『知ってください下肢静脈瘤のこと』（http://think-vein.jp）コヴィディエン株式会社
『ELVeS レーザー 1470』（(http://www.varixlaser.jp）株式会社インテグラル
『足健康　下肢静脈瘤情報サイト』（http://ashikenkou.jp）ゼリア新薬株式会社
『静脈還流障害ＷＥＢ』（http://www.cvi-info.jp）エスエス製薬株式会社

広川雅之（ひろかわ・まさゆき）
1962年、神奈川県生まれ。87年、高知医科大学卒業。同年、同大第二外科入局。93年、ジョーンズホプキンス大学医学部。2003年、東京医科歯科大学血管外科助手。05年、東京医科歯科大学血管外科講師。同年、お茶の水血管外科クリニック院長。内視鏡的筋膜下穿通枝切離術（99年）、日帰りストリッピング手術（00年）、血管内レーザー治療（02年）など、下肢静脈瘤の新しい治療法の研究・開発を行っている。医学博士、外科専門医、脈管専門医、日本静脈学会評議員、日本脈管学会評議員。
お茶の水血管外科クリニックのホームページ（http://www.kekkangeka.com/）

■ビタミン文庫
下肢静脈瘤は自分で治せる

平成27年3月23日/第1刷発行

著者　広川雅之
発行者　室橋一彦
発行所　株式会社マキノ出版

〒113-8560　東京都文京区湯島2-31-8
☎03-3815-2981　振替00180-2-66439
マキノ出版のホームページ　http://www.makino-g.jp
印刷所
製本所　図書印刷株式会社

ISBN978-4-8376-1275-9

「首の痛み」は自分で治せる
医師がすすめる「頸椎エクササイズ」
竹谷内医院院長　竹谷内康修
1300円

「首のスジを押す」と超健康になる
自律神経を整えて体を活性化する
青山・まだらめクリニック院長　班目健夫
1300円

耳鳴りの9割は治る
脳の興奮をおさえれば音はやむ
済生会宇都宮病院耳鼻咽喉科診療科長　新田清一
慶應義塾大学医学部耳鼻咽喉科学教室教授　小川郁／監修
1300円

目が劇的によくなる最強事典
専門家が教える26の視力回復・健康法
西葛西・井上眼科病院名誉院長　宮永嘉隆／監修
1300円

目はスプーン1本でよくなる！
5万人が改善！　眼科医も勧める決定版
日本リバース院長　今野清志
吉祥寺森岡眼科院長　森岡清史／監修
1300円

●●●マキノ出版　ビタミン文庫●●●

どんな不眠も治る安眠ガイド
深い眠りを約束する専門家の技37
東北公済病院医師　千葉真美／監修
1333円

しつこい腰痛は腹をもめば治る！
痛みを招いている「深腹筋の縮み」をほぐせ
鍼灸整骨院ホスピスト院長　岩間良充
寺田クリニック院長　寺田壮治／監修
1300円

その股関節痛、切らずに治せます！
80歳を過ぎても股関節の軟骨は再生する
富士温泉病院名誉院長　矢野英雄
1333円

「口をぱくぱくする」と超健康になる
自律神経が瞬時に整う画期的方法
歯科医師・歯学博士・鍼灸師　筒井重行
一般財団法人高雄病院京都駅前診療所所長　仙頭正四郎／監修
1300円

巻き爪、陥入爪、外反母趾の特効セルフケア
フットケア外来の医師がすすめる「足のトラブル」の治し方
東京医科歯科大学皮膚科講師　高山かおる
1333円

※消費税が別に加算されます。